향기로운 삶을 연출하는 허브 &
아로마라이프

향기로운 삶을 연출하는
허브&아로마 라이프

첫판 1쇄 인쇄 2002년 6월 20일
첫판10쇄 발행 2020년 1월 15일

지은이　조태동 · 송진희
펴낸이　김남석

펴낸곳　(주)대원사
06342 서울특별시 강남구 양재대로 55길 37, 302
편집부　전화(02)757-6711(대) 전화(02)757-6717
팩스(02)775-8043
등록번호 제3-191호
www.daewonsa.co.kr

ⓒ조태동 · 송진희

값 15,000원

ISBN 89-369-0969-7 13510

• 이 책의 저작권은 필자와 대원사에 있으므로 무단 사용을 금합니다.

향기로운 삶을 연출하는

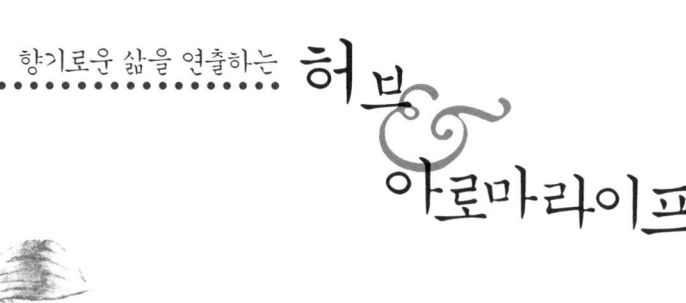
허브 &
아로마라이프

●● 조태동·송진희 지음

㈜대원사

●●● 추천의 글

 과학 문명의 발달은 우리가 살고 있는 이 시대를 인류 역사상 가장 풍요로운 시기로 만들어 주었다. 과학 영농기술은 우리로 하여금 기아의 문제에서 자유롭게 하였고 갖가지 풍요를 누릴 수 있는 환경을 마련해 주었다.
 그리 멀지 않은 과거에는 먹을 것이 부족했던 봄철을 보릿고개라 부르기도 했지만, 지금의 젊은 세대에게는 생소한 단어가 되어버렸다. 요즘 세대들은 과학 문명이 만들어내는 갖가지 풍요에 젖어 기계의 편리함이나 인공적인 것에 더 큰 매력을 느끼는 듯하다. 반면 자연 그대로의 것은 무엇인가 부족하고 하찮은 것으로 보는 경향이 뚜렷해졌다.
 그러나 21세기를 맞으며 우리는 과학 문명이 제공하는 물질적 풍요가 곧 삶의 질을 향상시키는 것인가에 대해 의문을 품기 시작했다. 물질적인 풍요와 기계 문명의 현란한 생산품들은 우리를 충족시키기보다, 오히려 마음의 평화와 안식을 찾고자 하는 갈망을 자극하고 있다.
 좁은 도시의 아파트나 식당 창가에 놓인 허브 화분, 물에 담아 놓은 당근이나 고구마에서 돋아난 새싹은 잔잔한 감동과 새로운 생명력을 느끼게 할 뿐 아니라 삶의 풍요로움을 알게 해준다.
 몇 년 전 허브가 현대인의 삶의 질을 향상하는 데 크게 기여한다는 것을 알고, 서울여대 대학원생들과 함께 일본으로 허브를 보러 간 적이 있다. 그때 치바대학(千葉大學)에서 박사학위 과정을 밟고 있던 조태동 박사를 만났다. 일본의 허브 농장을 안내하면서 허브와 아로마 산업에 대해 설명해준 조태동 박사의 박학함과 허브에 대한 뜨거운 사랑 때문에 우리 모두는 허브 애호가가 되어 돌아왔다. 귀국 후에도 조태동 박사는 허브에 대한 열정으로 허브 전도사의 역할을 자임하였다. 학문적으로도 계속 발전하여 여러 권의 책을 펴냈을 뿐 아니라, 이제 그 연구의 영역을 넓혀 허브 산물인 아로마의 활용에 관심을 쏟아 드디어 이 책을 내놓게 되었다.

　이 책의 장점은 우리의 피부 조직이나 점막이 서양인과 다른 점을 고려하여, 유럽식을 그대로 받아들이지 않고 우리에게 맞는 활용 방안을 찾고자 노력한 점이라 하겠다. 이 책에서 권하는 것처럼, 바쁘고 힘든 하루 일과를 마치고 그윽한 허브·아로마 목욕이나, 은은히 퍼지는 허브 향을 음미하며 차 한 잔 마실 수 있는 여유를 갖는다면 우리의 삶은 보다 풍성해질 것이다. 조태동 박사의 『향기로운 삶을 연출하는 허브&아로마 라이프』가 우리의 삶을 풍요롭게 하는 새로운 안내서가 될 것을 믿으며 필자에게 감사와 경하를 표하고 싶다.

2002년 5월
이천농장 허브밭에서 카모마일 향을 맡으며
전 서울여대 총장 윤경은

••• 저자 서문

나는 참으로 행복하다. 향기를 통해 만나는 사람들, 향기를 통해 접하는 자연, 늘 향기에 싸여 살아갈 수 있다는 것이 나를 행복하게 한다. 물론 가끔은 좋지 않은 향기를 만나기도 하지만 그것은 좋은 향기로 감싸 날려보내니 큰 문제가 되지 않는다. 이것이 내가 누리는 삶이고 인생이다.

나를 행복하게 하는 또 다른 이유는 허브와 아로마를 통해 나는 물론, 가족과 주위의 많은 사람들에게 일어난 트러블을 개선할 수 있었다는 점이다. 나는 건조에 의한 가려움증으로, 딸아이는 심한 꽃가루 알레르기로 괴로워할 때 아로마테라피를 적용해 증상을 완화시킬 수 있었고, 감기나 몸살, 두통, 근육통, 어깨 결림 등 생활 속에서 늘 부딪히게 되는 사소한 트러블과 정신적인 스트레스도 허브와 아로마의 힘을 빌어 그때그때 풀어나갈 수 있었다.

또 나는 평소 남성용 화장품의 강한 향이 싫어서 늘 베이비 로션을 써왔는데, 허브와 아로마를 알게 된 뒤에는 내가 좋아하는 향기와 효과를 이용하여 기초화장품이나 샴푸 등을 직접 만들어 유용하게 쓰고 있다. 이것 역시 생활 속에서 얻은 소중한 행복이다.

나는 이 향기로운 행복을 여러 사람들과 공유하고 싶다. 이 책 또한 그런 소박한 바람에서 시작되었다고 할 수 있다.

우리나라에 허브가 본격적으로 상륙한 것은 불과 몇 년 전의 일이다. 나는 당시 우리나라 최초의 허브 관련 프로젝트를 수행하고 있었는데, 각 매스컴과 여성지에서 허브 기사를 경쟁적으로 다루면서 일대 붐을 이루게 되었다. 그러나 대부분의 사람들이 허브를 다양하게 활용하기보다는 단순한 호기심 차원에만 머물러 있는 것 같아 안타깝기 그지없었다. 그래서 『허브』와 『허브를 이용한 건강과 미용』을 통하여 다양한 이용법을 제안하였으나 두 책에 실린 정보는 허브에 대한 지식을 어느 정도 갖추고 있어야 활용이 가능하여 기초지식이 없는 사람들은 접근하기가 어렵다고 판단되었다. 그래서 이번에는 허브와 에센셜 오일을 생활에 다양하게 응용할 수 있는 정보를 기초부터 자세하게 구성하였다. 또 살아가면서 부딪히게 되는 정신적, 육체적 트러블에 대처할 수 있는 장을 별도로 만들어, 수십 가지의 예를 제시하고 그에 따른 개선 방법을 제시하였다.

그러나 무엇보다 중요한 것은 아로마테라피에 의존하기 전에 좋은 공기와 깨끗한 물, 농약이나 방부제가 없는 신선한 야채를 충분히 섭취하고, 늘 긍정적인 생각과 건강한 활동, 충분한 휴식을 취하는 것이 아름다움과 건강을 유지하는 근본적인 비결임을 알아두자. 그런 기본적인 환경을 만든 다음 허브와 에센셜 오일의 힘을 빌린다면, 육체는 물론이고 정신적인 면에서도 건강을 유지하며 늘 즐겁게 생활할 수 있을 것이다. 특히 허브와 에센셜 오일에는 항산화 작용과 활성산소 제거 효소(SOD)가 다량 함유되어 있어, 기미나 검버섯, 주름살을 제거하는 등 노화를 막아주고 살균과 항균 작용을 한다는 사실이 이미 과학적으로도 증명된 상태이다.

다만 한 가지 우려되는 점은 허브나 에센셜 오일이 모든 병이나 트러블을 치유할 것이라는 지나친 믿음을 갖는 사람들이 있다는 것이다. 물론 그것은 매우 위험한 생각이다. 여기에서는 어디까지나 허브와 에센셜 오일을 통한 트러블의 개선과 예방을 목적으로 하고 있다. 따라서 개인의 특성이나 환경에 따라 그 효과에는 차이가 있으므로 과대한 기대는 금물이다. 또한 빠른 효과를 바라는 욕심으로 과용하는 것도 매우 위험하다. 만약 어떠한 문제가 발생하면 먼저 아로마테라피 관련 전문의에게 진단을 받을 것을 미리 밝혀둔다.

나는 이 책을 쓰기 위해 일본의 아로마 소사이어티(JAS)에서 1년간 아로마 교육을 받고 허브와의 접목을 시도하였다. 당시 마츠나가 마치코(松永滿智子) 협회장으로부터 많은 가르침을 받았고, 이를 기초로 직접 실습하고 여러 참고문헌을 아우르면서 이론과 경험을 쌓을 수 있었다.

요즈음 텔레비전에서 하는 허브나 아로마 강좌를 보면, 유럽인들이 적용하는 양을 전혀 거르지 않고 우리에게 직접 소개하고 있는 것을 볼 수 있다. 그것은 매우 위험한 발상이다. 유럽인들은 조상 대대로 육류를 주식으로 하고 있고 피부나 체질도 우리와는 근본적으로 다르다. 물론 우리의 식생활도 많이 개선되었다고는 하지만 그래도 쌀과 야채가 주식인 우리의 체질이 유럽화한 것은 아니라고 본다. 따라서 이 분야에 종사하고 계신 분이나 관심을 갖고 있는 분들은 이러한 점을 꼭 유념하여, 우리 체질에 맞는 허브·아로마 라이프의 연구가 선행되어야 함을 전하고 싶다.

이 책이 나오기까지 도움을 주신 사진작가 함영문 선생님과 모델이 되어준 홍지영 양, 삽화를 맡아준 황선영 양과 현주에게 고마움을 전한다.

또 우리나라 공공단체에 최초로 허브를 도입한 주병덕 전 충청북도 지사님, 늘 격려를 아끼지 않는 윤경은 전 서울여대 총장님과 은사이신 청주대학교 권상준 교수님, 휴경랜드의 서정무 님을 비롯하여 한국허브·아로마연구소의 정정섭, 홍영록, 정인희 연구원에게도 심심한 감사를 표한다.

만나면 늘 반갑고 기쁜 사람들인 MBC 싱글벙글쇼의 김혜영 님, EBS의 김현주 PD와 이정화 작가, MBC 이상인 PD와 유은영 님·김세라 님과, MBC 양재철 PD, 홍익대 김웅기 교수님, 스포츠조선의 김호영 님에게도 기쁨을 전한다.

끝으로 대원사의 편집부에도 깊은 감사를 표하며, 허브처럼 향기롭고 이로움을 전할 오스트리아의 하늘이와 귀한 딸 신원·신형에게도 커다란 사랑과 기쁨을 전한다.

향기로운 삶을 연출하는 **허브 & 아로마라이프**

추천의 글 4
저자 서문 6

Chapter 1 | 허브와 아로마

허브와 아로마테라피의 역사　19
아로마테라피의 놀라운 효과　24
에센셜 오일 50종　28
캐리어 오일 18종　48
어떤 오일을 고를 것인가　54
에센셜 오일 보관 방법　56
사용시 주의할 점　58

•••BOX 에센셜 오일, 어떻게 만들어질까?　27
•••BOX 노트란 무엇인가?　46
•••BOX 어린이를 위한 에센셜 오일 사용법　53

Chapter 2 | 아로마테라피의 기초

방향욕　63
　　●아로마 포트●아로마 라이트●디퓨저●허벌 인센스●아로마 향초

흡입　67
습포　69
아로마 목욕　71
　　● 전신욕 ● 반신욕 ● 좌욕 ● 팔꿈치욕 ● 수욕 ● 족욕
아로마 마사지　76
　　● 마사지 오일
　　● 마사지의 기본 테크닉　경찰법 | 강찰법 | 유념법 | 고타법 | 진동법
　　● 부위별 마사지　얼굴 마사지 | 손과 팔 마사지 | 목과 가슴 마사지 |
　　유방 마사지 | 어깨 마사지 | 등 마사지 | 엉덩이 마사지 | 배 마사지 | 다리 마사지 |
　　발 마사지 | 두피 마사지

• • • BOX 탈취제 만들기　68
• • • BOX 마사지, 이런 점에 주의하세요　81
• • • BOX 오일의 블랜딩 법칙　88
• • • BOX 마사지해서는 안 되는 경우　89
• • • BOX 발바닥 반사 포인트　97

Chapter 3 | 미용을 위한 아로마테라피

클렌징　101
스팀과 습포　105
스킨 로션　107
플로럴 워터　108
　　● 라벤더 워터 ● 로즈 워터 ● 로만카모마일 워터
　　● 네로리 워터 ● 로즈마리 워터
팩　112
샴푸　115
　　● 소프워트 샴푸

헤어 트리트먼트　118
크림　120
　　　●바디 크림 ●핸드 크림 ●립 크림

•••BOX 피부 타입별 에센셜 오일　104
•••BOX 생화로 만드는 플로럴 워터　110
•••BOX 영혼의 물, 헝가리 워터　111
•••BOX 나만의 향수 만들기　114

Chapter 4 | 이럴 땐 이렇게, 아로마 요법 50

아로마 힐링　125
　　　●초조할 때 ●우울할 때 ●스트레스가 쌓일 때
　　　●잠이 안 올 때 ●충격에 빠졌을 때 ●집중력이 요구될 때
　　　●긴장했을 때 ●무기력할 때 ●사랑에 빠지고 싶을 때
　　　●에로틱한 밤을 보내고 싶을 때
아로마 헬스　145
　　　●감기·몸살 ●두통 ●기침과 코막힘 ●어깨 결림 ●근육통
　　　●눈의 피로와 건조 ●발의 피로 ●무좀 ●소화기 장애와 설사
　　　●변비 ●냉한 체질 ●꽃가루 알레르기 ●아토피성 피부염
　　　●건조성 가려움증 ●생리통 ●생리 불순 ●갱년기 장애
　　　●방광염과 요도염 ●고혈압 ●위궤양
아로마 뷰티　184
　　　●기미와 주근깨 ●여드름 ●거칠어진 건성 피부
　　　●번들거리는 지성 피부 ●뚱뚱한 몸매 ●두꺼워진 허리
　　　●그을린 피부 ●윤기 없는 손톱 ●푸석푸석한 머리카락
　　　●비듬과 탈모
아로마 센스　200

● 차 안에서 냄새가 날 때 ● 집 안에서 냄새가 날 때
● 졸음이 몰려올 때 ● 벌레에 물렸을 때 ● 과식했을 때
● 식욕이 없을 때 ● 숙취로 괴로울 때 ● 더위로 잠 못 잘 때
● 땀냄새가 심할 때 ● 차멀미, 시차 적응이 안 될 때

• • • BOX 임산부에게 에센셜 오일이 안전한가요? 178
• • • BOX 애완동물을 위한 아로마 요법 216

부록1   증상별 에센셜 오일   219
부록2   허브 티 즐기기   225
부록3   아로마와 허브를 만날 수 있는 곳   235

찾아보기   240
참고 문헌   245

조태동 교수님을 만나서 나의 생활에 변화가 있었습니다. 그것은 늘 허브와 함께 생활한다는 것인데 목욕할 때나 감기 걸렸을 때 그리고 뾰루지가 날 때에도 허브와 아로마 오일을 사용하는 지혜가 생겼습니다. 여러분들도 이『향기로운 삶을 연출하는 허브&아로마 라이프』를 접하면서 그러한 변화가 있으시길 바라겠습니다.

김혜영 · 방송인, MBC 라디오 '강석 김혜영의 싱글벙글쇼' 진행자

그는 참 행복한 사람입니다. 그와 만날 때면 마치 염색을 하듯 생기가 전해져 온통 신선한 초록으로 물들게 됩니다. 이 책을 보면서 여러분도 그런 행복감에 물드는 기분을 느낄 것입니다. 라벤더, 로즈마리, 레몬밤, 카모마일, 타임 등등. 생소한 허브의 이름과 친해질 때 쯤이면 건강도 더불어 쑥쑥 자라난 걸 느끼게 될 겁니다. 무채색 삶을 달콤한 허브향으로 채워 보는 건 어떨까요?

김현주 · PD, EBS

오감(五感)을 만족시켜 주는 아로마 라이프의 세계로 구석구석 안내하고 있는 이 책에는 친절하고 세심한 가이드 조태동 교수의 노력이 고스

란히 묻어난다. 마지막 페이지까지 차근차근 읽고 나면 진초록빛 활력 에너지가 마구 용솟음치는 향기로운 책이다.

마기 티설랜드 Maggie Tisserand
영국 아로마테라피스트 『여성을 위한 아로마테라피』의 저자

조금은 틀에 박힌 일상 속에 권태로운 당신이라면 지금 당장 『향기로운 삶을 연출하는 허브&아로마 라이프』와 만나세요! 머리에서 발끝까지, 향기로운 변화로 하루하루가 즐거워집니다. 생활이 향기로워집니다.

마츠나가 마치코 松永満智子 · 일본 아로마테라피 소사이어티회장

『향기로운 삶을 연출하는 허브&아로마 라이프』는 대대손손 물려 읽히고 싶을 만큼 어느 페이지를 펼쳐도 귀한 비밀들로 가득하다. 몸과 마음을 건강하게 만들어 주는 보약 같은 책, 특히 센스 있는 여성분들이 놓쳐선 안 될 필독서로 권하고 싶다.

스즈키 리에 鈴木理惠
영국ITEC아로마테라피스트 『아로마테라피핸드북』 외 다수의 저자

일러두기

- 이 책에 제시한 오일의 양은 지켜야 합니다
- 레시피에서 에센셜 오일 명칭에서 오일을 뺐으며,
  괄호 안에 넣은 오일을 이용하여 융통성 있게 사용할 수 있습니다.
- 이 책에 사용된 레시피의 예입니다.

온습포 | 라벤더(로만카모마일) 2방울
　　　 ↳ 라벤더 오일 대신 괄호 안의 다른 오일을 사용해도 됩니다.
냉습포 | 저먼카모마일 5g(허브)
　　　　　　　　　↳ 허브 분말이나 식물체를 사용하였을 경우에는 단위를 g으로 하였습니다.
라벤더 2방울 + 네로리 1방울 + 보드카 5ml + 라벤더 워터 25ml
　　　 ↳ 에센셜 오일의 단위는 방울입니다. 반드시 방울 단위로 사용하여야 합니다.
라벤더 2방울 + 네로리 1방울 + 보드카 5ml + 라벤더 워터 25ml
　　　　　　　　　　　　↳ 알콜이나 브랜디·보드카, 또는 캐리어 오일의 단위는 ml입니다.

- 에센셜 오일 양은 개인의 취향과 건강 상태에 따라 분량이 달라지므로
  한꺼번에 너무 많은 양을 사용하지 않도록 합니다.

- 오일은 종류에 따라 사용하면 안 되는 경우가 있으므로
  반드시 라벨의 주의 사항을 숙지하도록 합니다.

●●● Chapter 1　　허브와 아로마

고대부터 종교 의식에 사용된 허브나 에센셜 오일은

의술은 물론이고 화장수, 방향 등 건강과 미용에

폭넓게 이용되었으나 19세기에 합성 향료가 개발되자

천연 향은 그 모습을 점차 감추게 된다.

그러나 20세기 초 허브나 에센셜 오일의 효능이 재평가되면서

아로마테라피라는 용어의 출현과 함께 의료, 건강, 미용 등에

다시 활발하게 사용되기 시작하였다.

허브와
아로마테라피의 역사

●●● 가볍게 흔들어주면 상큼한 향기를 내뿜는 신비로운 식물 허브. 최근 우리나라에서 각광받기 시작한 허브는 이미 오랜 옛날부터 치료제와 방향제로 널리 쓰여 왔다. 아로마테라피 역시 허브나 천연 식물에서 추출한 고농축 에센셜 오일의 향을 이용한 다양한 치료법인데, 기분 전환 같은 간단한 효과는 물론 질병 치료에도 폭넓게 이용되고 있다.

허브는 고대로부터 매우 신성하게 취급되었다. 종교적인 의식에서는 숭배 대상을 경외하기 위하여 방향 식물로 불을 피워 향을 내게 하였으며, 또 악마를 물리친다고 믿어 신성한 장소에서도 향을 피웠다.

향은 종교 의식뿐만 아니라 의료 행위에도 이용되었다. 약 6천 년 전에 이미 이집트에서는 향료를 조정하는 기술과 약재의 처방에 대한 학문까지 탄생했다. 뿐만 아니라 향이 몸과 마음에 긍정적인 영향을 주고 있다는 사실을 밝혀내고 진통제, 진정제 등의 치료제를 만들어냈다. 이와 더불어 마사지 효과도 널리 알려졌고 스킨케어나 향유, 크림 등에 정통한 미용 전문가

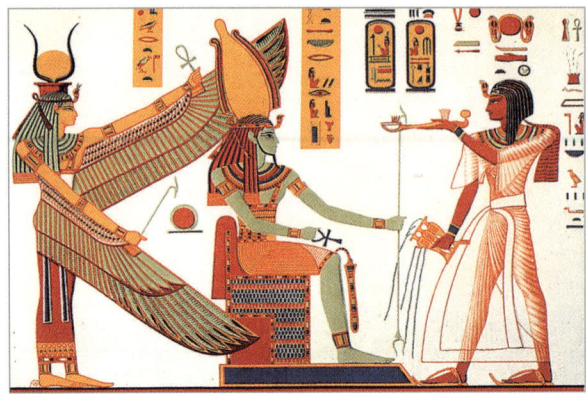

신에게 숭배의 뜻으로 향유를 바치는 장면을 묘사한 이집트 벽화.

도 많이 배출되었다. 당시에 만들어진 화장품은 지중해 전역과 아라비아반도에까지 수출되었다.

한편 이집트인들은 영혼 불멸과 사후 세계에 대한 믿음을 바탕으로 미라를 만들어 피라미드나 마스타바에 안치했는데, 사체의 방부 처리에 방향 물질을 사용하였다. 이때 쓰인 방향 물질이 허브의 에센셜 오일이다. 람세스 2세의 미라는 로만카모마일의 에센셜 오일을 방부제로 사용했다고 한다.

이집트 이외에도 메소포타미아나 그리스, 로마, 중국, 인도 등에서도 허브와 에센셜 오일에 대한 수천 년 전의 기록이 나타나고 있다. 성서에는 예수 탄생을 기리기 위하여 동방박사가 유향, 몰약, 황금을 봉헌했다고 기록하고 있는데, 유향이나 몰약은 지금도 아로마테라피에서 중요하게 쓰이는 에센셜 오일이다.

에센셜 오일은 서서히 이집트에서 그리스, 로마로 전해져 치료는 물론이고 목욕이나 마사지 등에 다양하게 활용되었다. 그러나 로마제국이 붕괴하고 크리스트교가 발흥하면서 많은 지식과 학문이 쇠퇴해 버린 중세의 암흑기에는 건강이나 미용 등 사치용으로 쓰이던 방향의 사용도 점차 사라지게 되었다.

에센셜 오일을 다시 부활시킨 것은 아랍인들이라고 할 수 있다. 10세기경 연금술을 연구하던 아랍인이 수증기 증류법을 발명하였는데, 10~12세기 사이에 이루어진 십자군 원정으로 인해 유럽인들이 증류법을 배우게 되었고, 허브를 비롯해 많은 귀한 식물을 가지고 유럽으로 돌아간 것이다. 그후 13세기 영국에서 라벤더가 재배되어 방향 증류수인 라벤더 워터를 일반 대중들이 활용할 수 있게 되었다. 또 무어인(이슬람 교도인 아랍 민족)에 의한 스페인의 원정은 프랑스를 비롯하여 각 나라에 향기 문화를 전파하는 계기가 되었다.

15, 6세기에 이르자 이탈리아에서는 방향 기술이 발달했다. 수공업자들은 몸에서 나는 냄새를 감추기 위해 방향유를 사용했는데, 콜레라 같은 전염병이 유행했을 때도 이들과 조향사(調香師)들은 대부분 전염병에 걸리지 않았다고 한다. 또 1665년~1666년 런던에서 페스트가 크게 창궐했을 때는 로즈마리 등 허브가 가지고 있는 살균·소독 효과를 널리 인정받아 많은 종류의 에센셜 오일이 과학적으로 연구되기 시작하였다.

19세기에는 서양 의학이나 화학, 약학 등의 과학 기술이 빠르게 발전하면서 합성 향료를 개발하기에 이르렀고, 허브나 방향 요법은 점차 사라지게 되었다. 그러나 근년에 이르러 허브 식물이나 에센셜 오일이 재평가되면서 의료, 건강, 미용에 다시 활발하게 사용되기 시작하였다.

최근에는 아로마테라피(Aromatherapy)라는 용어가 널리 쓰이고 있는데 아로마(aroma)는 '방향', 테라피(therapy)는 '치료'를 뜻하며 일반적으로 '향기를 이용한 치료와 요법'이란 의미로 쓰이고 있다. 아로마테라피에 쓰이는 에센셜 오일은 허브의 꽃, 잎, 열매, 수지, 뿌리 등에서 추출한 100% 천연 방향 오일을 원료로 하며, 이것을 흡입하거나 몸에 침투시켜 몸과 마음을 치료한다.

아로마테라피라는 용어는 20세기 초에 프랑스 화학자 르네 모리스 가트포제(Rene-Maurice Gattefosse)가 최초로 사용했다고 한다. 어느 날 화장품 실험을 하던 가트포제는 실수로 손에 큰 화상을 입고, 급한 마음에 옆에 있던 라벤더 에센셜 오일에 손을 담갔다. 그런데 놀랍게도 통증이 완화되고 화상을 입었던 피부가 말끔히 치유되었다고 한다. 그후 가트포제는 에센셜 오일의 효과에 관심을 갖고 연구를 계속하면서 『아로마테라피』란 책을 저술하여 1937년에 출판했고, '아로마테라피의 아버지'로 불리게 되었다.

또 프랑스의 의사 쟝 발네(Jean Valnet)는 자연 철학과 식물 의료를 배우고 근대 의학과 연결시킨 사람으로, 제2차 세계대전 중에 병사들의 상처 치료에 클로브, 타임, 카모마일 등의 에센셜 오일을 사용하였고, 1964년에 『아로마테라피』라는 저서를 출판하였다. 또 프랑스와 영국에서 활약한 오스트리아인 생화학자 마가렛 모리(Marguerite Maury)는 에센셜 오일의 경피 흡수 효과에 대해 연구하여, 에센셜 오일을 미용이나 건강에 연계시켜 아로마테라피의 지위를 확립시킨 인물이다.

우리나라에서도 고대부터 허브나 아로마를 활용하였다. 『삼국유사』를 보면, 곰과 호랑이가 사람이 되고 싶어하자 마늘과 쑥만 먹으며 백일 동안 굴 속에서 기도하라고 한 기록이 나온다. 마늘과 쑥은 서양에서도 오래 전부터 사용했던 허브이며, 그 에센셜 오일은 지금도 아로마테라피에 중요하게 쓰이고 있다.

또 창포를 이용한 머리 손질이나 향을 내기 위해 궁궁이로 만든 비녀를 꽂는 것, 출산 후 쑥을 이용한 좌욕, 여름철에 쑥을 태워 연기로 모기를 쫓는 것 외에도 우리가 알게 모르게 이용하는 많은 자연요법이 허브와 아로마테라피를 이용한 것이라고 할 수 있다.

서양 허브가 우리나라에 최초에 도입된 것은 1970년대 후반이다. 그러나 당시의 사회·경제적인 측면이나 의식 수준에서는 허브나 아로마테라피가 제대로 정착될 수 없었다.

우리나라에서 허브가 대중에게 익숙해진 것은 1996년경이다. 당시 충청북도의 주병덕 지사는 지역 경제 활성화의 일환으로 허브를 도입하였고 이때부터 공공단체에서 허브란 용어를 사용하였다. 허브의 선풍적인 인기에 힘입어 아로마테라피 역시 일부 계층에서 활용하기 시작했는데, 신경정신과의 의사 모임이나 한의사 모임 등에서 향을 이용한 치료법이 선보이기 시작하면서, 동시에 동호회가 결성되었거나 협회로 발족되었기 때문이다.

현재는 허브 전문점에서도 에센셜 오일을 취급하고 있고 또 아로마테라피 전문가도 양성되고, 아로마테라피 용품 전문점도 많이 생겨났다. 이들을 통해 아로마테라피는 건강이나 미용, 또는 휴식의 방법으로 일상 생활에 도입되고 있으며 전문가에 의한 연구도 진행되고 있는 상태이다. 그러나 허브나 아로마테라피의 활용은 시작된 지 얼마 되지 않은 초보적인 단계로서, 앞으로 많은 연구와 노력이 필요하다.

아로마테라피의 놀라운 효과

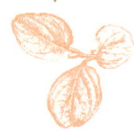

Chapter 1

●●● 좋은 향기를 맡으면 누구나 기분이 상쾌해진다. 어떤 향기는 두통을 가라앉히고 어떤 향기는 식욕을 자극한다. 반대로 식욕을 억제하는 향도 있다. 우리가 알고 있는 것 외에도 향기의 치료 효과는 훨씬 다양하다.

서구에서는 후각과 향에 대한 연구가 꾸준히 이어지고 있는데, 그 결과 방향 효과는 지금까지 과학자들이 예상했던 것보다 훨씬 크다는 것이 증명되었다.

영국의 워릭대학교(Warwick university)에서 발표한 후각의 메커니즘을 보면 다음과 같은 사실을 확인할 수 있다. 후각의 신경은 대뇌에서도 가장 원초적인 기능을 담당하는 대뇌변연계에 직접 연결되어 있다. 다시 말해 후각신경은 어떤 의미에서는 대뇌 자체가 연장된 것이라고 볼 수 있으며, 대뇌에서 연장된 부분이 콧속 깊이 도달해 있다고 할 수 있다. 따라서 코는 대뇌를 향해 열려 있는 유일한 문인 셈이다. 여기에서 대뇌변연계란 후각뇌라고도 불리는데 감각 운동을 지배함은 물론 섹스나 식욕 등 기본적인 충동을 관장하며, 그에 필요한 호르몬이나 면역계의 분비 등을 지시하고 있다.

즉, 후각신경 앞에 나 있는 섬모에 냄새와 향기의 분자가 붙으면 후각세포는 대뇌변연계로 일종의 전기 화학 반응을 보낸다. 그리고 이 신호는 직접 소화기계, 생식계, 감정적 행동을 일으키는 부분으로 전달되는 것이다. 후각은 매우 민감하여 10조 분의 1, 또는 그 이하의 아주 희박한 방향 물질도 탐지한다.

E. 드웨이크 박사의 연구는 후각의 중요성을 다시 한번 생각하게 한다. 드웨이크 박사에 따르면, 냄새를 맡을 수 없게 된 아노스미아 환자는 우울증에 걸릴 확률이 매우 높은데, 이를 그대로 방치하면 매우 심각해질 수 있다고 한다. 후각이 마비되면 미각도 함께 제 기능을 못 하는 것이다. 파트리크 쥐스킨트의 소설 『향수』에서도 비슷한 예를 찾아볼 수 있다. 이 소설에 등장하는 가이아르 부인은 어릴 때 아버지한테 부지깽이로 이마를 맞았는데, 그 후로 후각을 잃어버리면서 인간적인 감정까지도 상실하게 된다. 후각이 인간의 정서에 지대한 영향을 미치고 있음을 단적으로 보여 주는 예라고 할 수 있다.

후각계는 의식의 세계로 가는 문이므로, 심리요법으로 정신적인 문제를 치료할 경우 후각을 자극하면 커다란 성과를 거둘 수 있다고 한다. 이러한

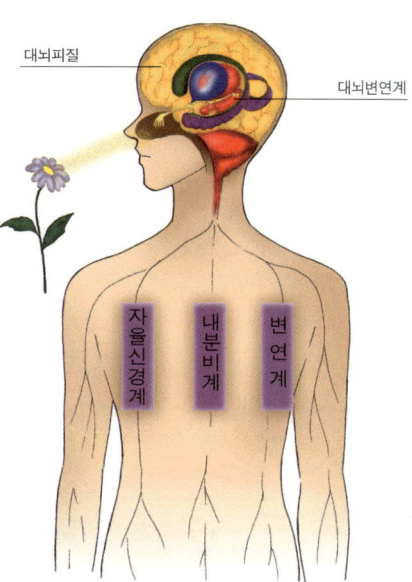

향기 입자는 뇌를 거쳐 다시 소화기계와 내분비계, 자율신경계 등 방향 성분에 따라 몸의 여러 부분에 긍정적인 영향을 미친다.

연구 결과를 볼 때 아로마테라피는 정신적인 문제로 고민하는 환자에게 큰 도움이 될 것이다. 이와 같은 맥락에서 영국의 아로마테라피스트 로버트 티설랜드(Robert Tisserand)는 '사이코 아로마테라피(심리 방향 요법)'라는 새로운 용어를 만들기도 하였다.

아로마테라피는 몸과 마음의 표면적인 증상을 완화시키며 나아가 병의 원인 치유를 돕는데, 향 분자는 후각을 통하여 폐에 도달하고, 이것은 혈관을 통해 전신에 운반된다. 또 피부의 모공을 통해 모세혈관에 흡수되고, 체액의 흐름과 함께 방향 성분이 신체의 각 기관이나 조직에 확산되는 것이다. 다시 말하면 향 분자는 신체의 면역 기능을 높여 주고 내부의 장기나 호르몬의 작용에 영향을 주며 바이러스나 박테리아, 곰팡이 균에 대한 저항력을 높여 준다. 또 신경계·내분비계에 영향을 주어 정신적·육체적 부조화를 개선하고 정상화시켜 준다.

아로마테라피에서는 향 성분뿐만 아니라 향 그 자체를 느끼는 것이 무엇보다 중요하다. 에센셜 오일의 향을 기분 좋게 느끼면 그만큼 기분은 고양되고 좋은 호르몬이 분비되어 몸과 마음에 긍정적으로 작용하기 때문이다. 마가렛 모리 여사는 『생명과 젊음의 비밀』이란 책에서 향이 미치는 영향에 대해 "한층 명석, 민감해지고 일 처리 역시 명료하다. 일반적으로 정서상의 혼란이 실제로 제거되었다고 볼 수 있다"고 기술하고 있다.

에센셜 오일, 어떻게 만들어질까?

●●● 허브는 만지거나 흔들면 방어 본능 때문에 세포 사이에 함유되어 있는 에센스를 발산하고, 그로 인해 향이 더 강해진다. 이 에센스를 추출한 것이 에센셜 오일인데, 식물의 종류에 따라 추출하는 부위가 다르다.

● 수증기 증류법   10세기경 아랍에서 최초로 개발되었으며 지금까지 가장 널리 쓰이고 있는 방법이다. 커다란 탱크에 허브 원료(잎, 꽃, 열매, 줄기 등)를 넣고 아랫부분에서 열을 가하면 허브의 세포벽이 파괴되면서 세포벽 사이의 에센스와 수증기가 모아진다. 이것들이 파이프를 통해 냉각 탱크 속을 지나는 동안 증기는 증류액으로, 에센스는 에센셜 오일로 분류된다. 에센셜 오일은 가벼워서 위쪽에 고여 증류액과 분리되며, 증류액은 라벤더 워터나 오렌지 워터, 로즈 워터 등 플로럴 워터로 사용된다.

● 압착법(壓搾法)   레몬, 오렌지, 베르가못 등의 감귤류에서 에센셜 오일을 추출할 때는 압착법이 사용된다. 감귤류는 과일 껍질의 외부에 오일이 들어 있기 때문에 껍질의 무기염류를 제거하고 추출하는 것이다. 과일을 기계에 넣고 세게 누르면 오일과 과즙이 함께 나오는데 이것을 그대로 두면 가벼운 오일이 과즙 위로 분리되어 뜬다. 전에는 수작업으로 했으나 최근에는 기계가 이용되기 시작했다.

● 냉침법(冷浸法)   유리판에 라드를 바르고 신선한 꽃잎을 펼쳐 놓으면 꽃잎 속의 오일이 지방에 흡수된다. 오일이 흡수된 꽃잎을 떼어내고 새 꽃잎으로 바꾼다. 지방이 더 이상 오일을 흡수할 수 없을 때까지 반복한 다음 이 지방만을 모아서(이 단계에서의 지방을 포마드라고 함) 알코올과 섞어 강하게 휘저으면 지방과 오일이 분리된다.

● 온침법(溫浸法)   오래 전부터 사용되어온 추출법이다. 허브를 커다란 유리병에 넣고 베이스 오일을 가득 넣어 1, 2주 정도 햇빛을 쪼인다. 향기가 빠진 허브를 걸러내고 새로운 식물을 넣는데, 이렇게 몇 번 되풀이하면 향기 좋은 오일이 만들어진다. 물론 순수한 오일은 아니지만 향기로운 베이스 오일이 되기 때문에 다양하게 쓰일 수 있다. 프랑스의 프로방스에서는 야로를 올리브 오일에 2주간 침출시켜 향기로운 베이스 오일을 얻는다. 야로 오일은 놀랄 만한 치료 특성이 있는데 특히 화상에 효과적이다.

에센셜 오일 50종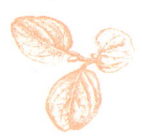

Chapter I

●●● 에센셜 오일에는 식물체가 갖고 있는 각각의 강장, 강정, 항균, 살균 성분이 함께 포함되어 있기 때문에 생활에 다양하게 이용된다. 증상에 따라 "이럴 때는 이런 에센셜 오일이 최적"이라고 말할 수 있지만, 그 오일을 구할 수 없을 경우에는 성분이 같고 쉽게 구할 수 있는 다른 오일을 선택하여 지혜롭게 활용할 수도 있다. 따라서 에센셜 오일이 갖고 있는 효능을 정확하게 파악하는 것이 중요하다.

그레이프푸르트 Citrus paradisi

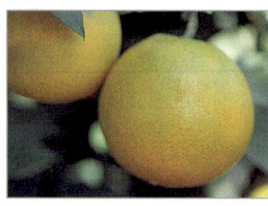

- 노트 | 톱 노트   ● 추출 부분 | 과일 껍질
- 향기 | 감미롭고 부드럽고 상쾌한 향
- 효능 | 중추신경을 안정시키며 혈액 순환과 다이어트에 도움이 된다. 강장, 살균, 소독 작용과 이뇨 작용, 항우울 작용을 하며 편두통, 생리 전 긴장, 임신중 불쾌감 등을 완화시킨다.

주의할 점 | 광과민성 반응에 주의할 것.

네로리 Citrus aurantium. vulgaris

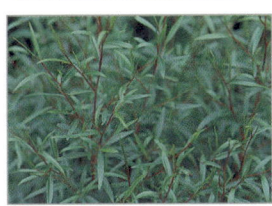

- 노트 | 미들 노트
- 추출 부분 | 꽃잎
- 향기 | 달콤한 꽃 향기
- 효능 | 긴장을 풀어 주고 만성 불안증과 우울증 개선에 효과가 있으며, 스트레스 해소에도 도움이 된다. 생리 전 긴장과 갱년기 증상인 홍분, 외로움 등의 정서 불안을 호전시키는 효과도 있다. 피부 세포의 재생 효과가 뛰어나며 건성, 민감성, 노화 피부에도 좋다.

주의할 점 | 정신 집중을 요할 때는 사용하지 말 것.

니아울리 Melaleuca viridiflora

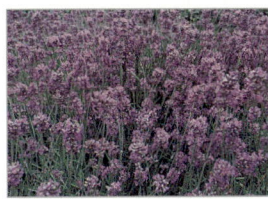

- 노트 | 톱 노트
- 추출 부분 | 잎
- 향기 | 유칼립투스와 비슷한 상큼하고 시원한 향
- 효능 | 머리를 맑게 해주기 때문에 집중력을 높일 수 있다. 니아울리의 향은 신체의 여러 기관을 자극하여 원기를 회복시키는 작용도 한다. 구풍, 해열, 항류머티스, 살균, 살충 작용 등이 있다.

라벤더 Lavendula angustifolia

- 노트 | 미들 노트
- 추출 부분 | 꽃과 잎
- 향기 | 우아하고 깨끗한 향
- 효능 | 아로마테라피에서 가장 폭넓게 쓰이는 오일이며, 피부에 직접 바를 수 있는 것이 특징이다. 긴장이나 노여운 감정을 풀어 기분을 차분하게 해준다. 피로 회복에 효과적이고 진정, 강심, 건위, 구풍, 살균, 살진 작용을 하며 항바이러스, 항우울 등에 좋다.

주의할 점 | 임신 초기에는 사용하지 말 것.

라임 Citrus aurantifolia

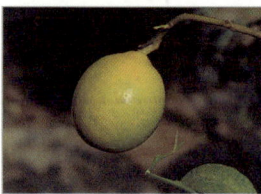

- 노트 | 톱 노트   ● 추출 부분 | 과일 껍질
- 향기 | 약간 떫은 듯하면서 달콤한 향
- 효능 | 무기력하거나 우울할 때 효과적이다. 상상, 해열, 항바이러스, 괴혈병 예방, 살충 작용, 식용 증진 등에 많이 쓰인다.

주의할 점 | 사용 직후 햇빛에 노출되면 붉은 반점 등이 생기는 광과민성 반응을 일으키므로 주의할 것.

레몬 Citrus limonum

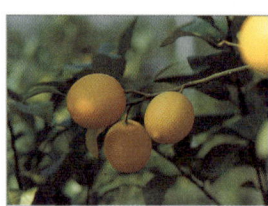

- 노트 | 톱 노트   ● 추출 부분 | 과일 껍질
- 향기 | 레몬 특유의 상쾌하고 산뜻한 향
- 효능 | 진정 작용이 있으며 기분을 밝게 바꿔 준다. 고혈압과 빈혈에 효과적이다. 화장수로 사용하면 피부의 각질을 제거해 주고, 건조성 피부염에 뛰어난 효과를 발휘한다. 면역체를 활성화시키는 역할도 한다.

주의할 점 | 민감한 피부에는 소량만 사용하고 광과민성 반응에 주의할 것.

레몬그래스 Cymbopogon citratus

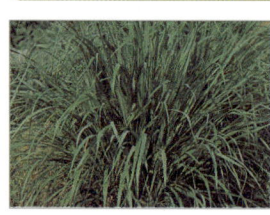

- 노트 | 톱 노트   ● 추출 부분 | 식물 전체
- 향기 | 레몬처럼 싱그러운 향
- 효능 | 지친 마음, 우울한 기분에 자극을 주어 생기를 되찾게 해주며 정신적으로 피로할 때 효과가 좋다. 강장, 구풍, 살균, 소화 촉진, 이뇨, 최음, 항우울증에도 많이 쓰이며, 피부 미용에 도움이 된다.

주의할 점 | 민감한 피부에는 소량만 사용할 것.

레몬밤(멜리사) Melissa officinalis

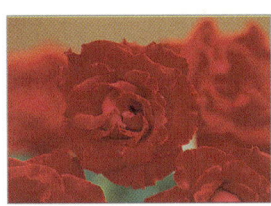

- 노트 | 미들 노트   ● 추출 부분 | 식물 전체
- 향기 | 향긋한 레몬 향
- 효능 | 순환기 계통에 유익하게 작용하여 고혈압을 낮추고 진정시키는 효과가 있다. 또 여성들의 질환인 생리통이나 생리 불순에 좋은데, 생리를 정상화시키고 생리통을 완화하는 효과가 있다.

주의할 점 | 임신중에는 사용하지 말고, 민감한 피부에도 자극적이므로 가급적 사용하지 않는다.

로즈 Rosa centifolia, Rosa damascena, Rosa gallica

- 노트 | 미들~베이스 노트   ● 추출 부분 | 꽃
- 향기 | 장미 특유의 우아한 향
- 효능 | 로맨틱한 기분으로 인도한다. 생리 전의 긴장을 풀어 주며 생리를 정상화시킨다. 정자 수를 증가시키므로 남성 불임증에도 유익하게 쓰인다. 민감하거나 습진이 생기는 피부에 매우 효과적이다.

주의할 점 | 임산부는 사용하지 말 것.

로즈마리 Rosemarinus officinalis

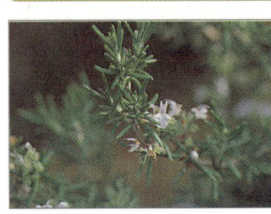

- 노트 | 미들 노트   ● 추출 부분 | 꽃과 잎
- 향기 | 첫 향은 다소 강하지만 상쾌하고 깨끗하다.
- 효능 | 기억력과 집중력을 높이고 머리를 맑게 해준다. 정신적인 피로가 쌓였을 때나 무기력할 때 사용하면 활력을 되찾게 해준다. 강심, 강장, 건위, 소화 촉진, 수렴, 항류머티즘, 항우울증 등에 많이 쓰인다.

주의할 점 | 간질병 환자나 고혈압 환자, 임산부는 사용하지 말아야 한다.

로즈우드 Aniba Rosaeaodora

- 노트 | 미들 노트　● 추출 부분 | 줄기
- 향기 | 부드럽고 우아한 플로럴 향기
- 효능 | 만성적인 질환에 중요한 치료제로 쓰이는 오일이다. 면역 체계에 원기를 불어 넣고 우울증과 피로감을 덜어 준다. 강장, 살균, 살충, 최음, 항우울증 등에 쓰인다. 노화 피부 개선에 뛰어난 효과가 있다.

린덴블로섬 Tilia europaea

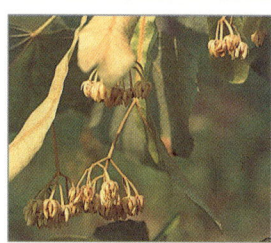

- 노트 | 베이스 노트　● 추출 부분 | 꽃
- 향기 | 매콤한 듯하면서 달콤한 향
- 효능 | 두통, 편두통, 신경통, 고혈압, 빈혈에 효과적이다. 만성 카타르성 염증, 호흡기 질환과 이뇨 작용, 강장과 해독 작용이 있어 간염에도 효과적이다. 위 트러블과 류머티스, 좌골 신경통에도 효과적으로 작용한다.

주의할 점 | 두통을 유발하거나 민감한 피부에는 알레르기가 생길 수 있다.

마조람 Origanum marjorana

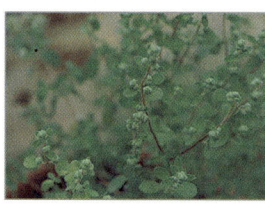

- 노트 | 미들 노트　● 추출 부분 | 잎
- 향기 | 우아하고 따뜻한 느낌의 향
- 효능 | 부드럽게 스며드는 향을 갖고 있으며 정신적인 안정과 편안함을 준다. 특히 근육통, 소화 장애나 하부 요통에 뛰어난 효과가 있다. 강심, 강장, 거담, 최음, 진정 등의 작용을 한다. 고혈압에 특히 효과가 있다.

주의할 점 | 임산부는 사용하지 말 것.

만다린 Citrus madurensis

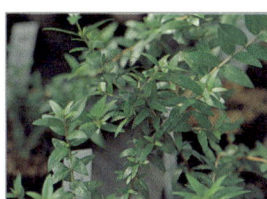

- 노트 | 톱~미들 노트　● 추출 부분 | 과일 껍질
- 향기 | 달콤하고 부드러운 향
- 효능 | 마음을 밝게 해주고 우울증이나 불안한 마음을 차분히 가라앉힌다. 강장, 소화 촉진, 진정, 피부 연화 등의 효과가 있다.

주의할 점 | 광과민성 반응에 주의할 것.

머틀 Mytus communis

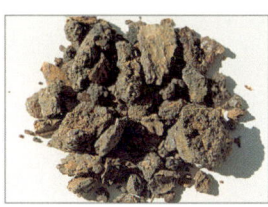

- 노트 | 미들 노트　● 추출 부분 | 잎
- 향기 | 달콤하고 상쾌한 향
- 효능 | 진정 작용을 하며 폐 질환, 기관지의 카타르 증상, 방광염, 요도염에도 효과적이다.

주의할 점 | 장기간 사용하면 점막을 자극할 수 있다.

몰약 Commiphora myrrha

- 노트 | 베이스 노트　● 추출 부분 | 수액
- 향기 | 고무 냄새 같은 옅은 사과 향
- 효능 | 무기력한 기분은 고양시키고 격앙된 감정은 누그러뜨린다. 폐 질환에 뛰어난 효과가 있다.

주의할 점 | 임산부는 사용하지 말 것.

바이올렛 Viola odorata

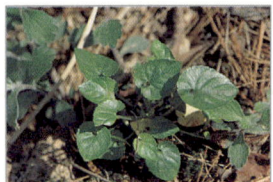

- 노트 | 미들 노트
- 추출 부분 | 잎
- 향기 | 달콤하며 낙엽 냄새와 비슷한 향
- 효능 | 신성 삭용을 하며 물면승에 효과가 있다. 간 질환인 간염, 황달에 좋고 신장 질환, 수종, 임파선염과 기관지염에도 유효하다. 강력한 최음 효과가 있어서 성적인 각종 장애에 도움이 된다. 진통 효과도 있어서 류머티스, 관절염의 통증도 완하시킨다.

바질 Ocimum Basilicum

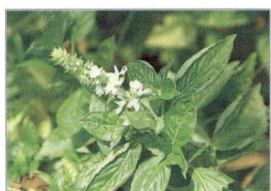

- 노트 | 톱 노트
- 추출 부분 | 꽃과 잎
- 향기 | 상큼하고 깨끗한 향
- 효능 | 기분 전환과 집중력 향상, 우울증에 효과가 있다. 강장, 거담, 건위, 최음, 항우울증 등에 작용한다.

주의할 점 | 과용할 경우 마비 현상을 일으킨다. 임산부와 민감한 피부에도 사용해선 안 된다.

버베나 Lippia citriodora

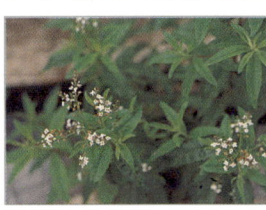

- 노트 | 톱 노트
- 추출 부분 | 잎과 줄기
- 향기 | 멜론처럼 달콤한 향
- 효능 | 우울한 기분을 정화하고 정신을 고양시킨다. 강장, 해열, 건위, 최음, 진정 등의 작용이 있다.

주의할 점 | 민감한 피부에는 자극적일 수 있다.

버치 Betula alleghaniensis(yellow), B. pendula(silver) B. lenta(cherry)

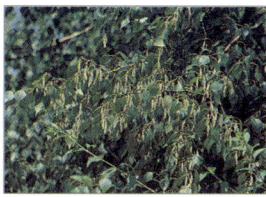

- 노트 | 미들 노트   ● 추출 부분 | 나무의 껍질과 줄기
- 향기 | 살균 소독제가 연상되는 날카로운 향
- 효능 | 마음에 힘을 솟게 하며 정신을 고무시킨다. 혈액을 깨끗이 하여 독소를 내보내고 림프액을 정화하여 바이러스에 감염되지 않게 한다. 방광염, 습진, 마른버짐, 만성적 피부병에 효과가 있다.

주의할 점 | 민감한 피부는 주의할 것.

베르가못 Citrus bergamia

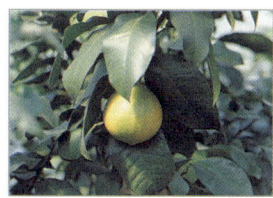

- 노트 | 톱 노트   ● 추출 부분 | 과일 껍질
- 향기 | 상쾌하고 시원하며 감미로운 향
- 효능 | 불안, 우울, 의기소침한 마음을 밝게 해준다. 비뇨기 계통 질병에 있어 살균 효과가 뛰어나고, 방광염에도 효과적이다. 강심, 강장, 거담, 건위 등에 쓰인다.

주의할 점 | 광과민성 반응에 주의할 것.

베이 Laurus nobilis

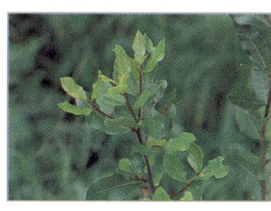

- 노트 | 톱 노트   ● 추출 부분 | 잎
- 향기 | 달콤하며 매콤한 향
- 효능 | 소화기계에 현저한 효과가 있으며 체온을 상승시킨다. 강장, 건위, 살충, 류머티즘, 항신경계통 수렴 작용을 한다. 두발과 두피에 영양을 공급하며 뼈에 이상이 있을 때 염증을 진정시킨다.

주의할 점 | 임산부는 사용을 금할 것.

베티버 Andropogon muricatus

- 노트 | 베이스노트 ● 추출 부분 | 뿌리
- 향기 | 흙냄새 같은 향
- 효능 | 스트레스와 긴장에 무엇보다 효과적이다. 적혈구를 강화시켜 생기를 찾게 해주며 강장, 최음, 진정 등에 작용한다.

벤조인(안식향) Styrax benzoin

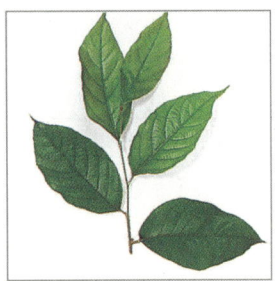

- 노트 | 베이스노트 ● 추출 부분 | 수액
- 향기 | 바닐라처럼 달콤한 향
- 효능 | 긴장, 스트레스를 완화하고 슬프거나 고독한 마음을 위로하는 효과가 있다. 심장과 순환기를 따뜻하게 하며 통증과 관절염의 고통을 완화시키고 호흡기에 도움을 주어 기관지염, 천식, 기침, 감기, 인후통을 호전시킨다.

주의할 점 | 집중력이 필요할 때는 사용하지 말 것.

사이프러스 Cupressus sempervirens

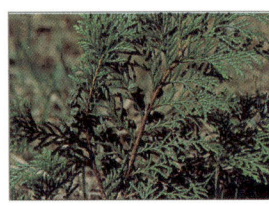

- 노트 | 미들~베이스노트 ● 추출 부분 | 열매
- 향기 | 솔 향기처럼 상쾌한 향
- 효능 | 진정 작용이 있고 정맥 질환과 치질에 효과적이며 간장을 튼튼하게 하여 혈액을 조성해 주며 순환기 계통의 유행성 감기, 기관지염, 백일해, 천식 등에 유익하다. 다이어트에도 많이 쓰인다.

주의할 점 | 임신중에는 사용하지 말 것.

샌달우드 Santalum album

- 노트 | 베이스 노트 ● 추출 부분 | 나무 줄기
- 향기 | 풍부하고 감미로운 오리엔탈 향
- 효능 | 마음을 편안하게 하고 명상 분위기를 조성한다. 방광염과 성요로 계통에 유익하며, 항염증 작용과 최음 특성이 있어서 냉감증이나 임포텐츠 등의 성적 장애를 개선시킨다.

주의할 점 | 우울한 상태에서는 사용하지 말 것.

시나몬 Cinnamomonn zeylanicum

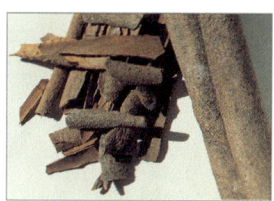

- 노트 | 베이스 노트 ● 추출 부분 | 꽃, 나무 껍질, 잎
- 향기 | 강렬하고 매콤한 향
- 효능 | 심리적으로 약해졌거나 우울한 상태일 때 탁월한 효과를 보인다. 호흡기를 튼튼하게 해주며 체온을 정상화시켜 감기, 몸살을 완화시킨다.

주의할 점 | 임산부는 사용을 피해야 하며 다량 사용시 경련을 일으킬 수 있다.

시더우드 Juniperus virginiana(Red) Cedrus atlantica(white)

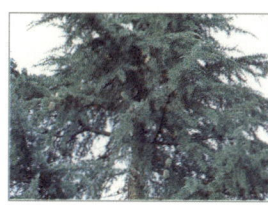

- 노트 | 베이스 노트 ● 추출 부분 | 나무 전체
- 향기 | 샌달우드와 비슷한 오리엔탈 향
- 효능 | 진정, 완화, 거담 작용을 하며 신체의 균형을 유지하도록 돕는다. 수렴, 살균 효과가 뛰어나 지성 피부에 사용하면 여드름 등의 트러블을 완화시킨다. 피부병, 마른 버짐에도 효과가 있다.

주의할 점 | 임신중에는 사용을 피해야 하며, 고농도로 사용하면 피부를 자극한다.

시트로넬라 Cymbopogon nardus

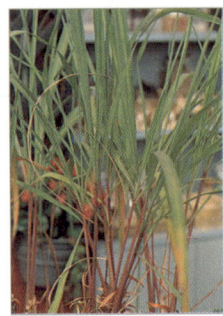

- 노트 | 톱 노트   ● 추출 부분 | 식물 전체
- 향기 | 달콤한 레몬 향
- 효능 | 마음을 고양시키며 우울증에 효과적이다. 곤충이 싫어하기 때문에 살충제로 만들어 쓰면 좋고, 애완동물의 벼룩이나 옷장의 좀벌레를 없애는 데도 효과적이다. 두통, 편두통, 신경통, 소화기계, 생식기계에도 좋다.

오렌지 Citrus auranthium, Citrus vulgaris, Citrus cinesis

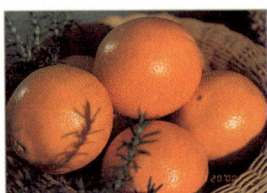

- 노트 | 톱 노트   ● 추출 부분 | 과일 껍질
- 향기 | 싱그러운 감귤계의 향
- 효능 | 피로와 긴장을 해소시켜 맑고 상쾌한 기분으로 바꿔 준다. 피부의 독소를 제거하며 건조한 피부, 주름, 피부염을 개선하는 효과가 있다.
- 주의할 점 | 광과민성 반응에 주의해야 하며, 식욕을 증진시키므로 다이어트 중에는 사용하지 말 것.

유칼립투스 Eucalyptus globulus

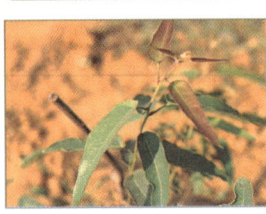

- 노트 | 톱 노트   ● 추출 부분 | 잎
- 향기 | 예리하며 상쾌한 향
- 효능 | 머리를 맑게 하고, 호흡기 기능을 강화시켜 준다. 항바이러스 작용이 있어 유행성 감기, 인후 감염증, 기침, 카타르 증상, 부비강염, 천식, 폐결핵 등에 효과적이다.
- 주의할 점 | 간질, 고혈압 환자는 사용하지 말 것.

일랑일랑 Cananga odorata

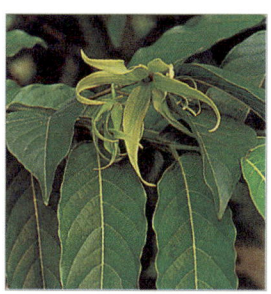

- 노트 | 미들~베이스 노트 ● 추출 부분 | 꽃
- 향기 | 관능적이고 에로틱한 향
- 효능 | '사랑의 전령사'로 불리는 만큼 연인 사이의 무드를 고조시키는 데 효과적이다. 노여움, 불안, 충격, 공포 등의 감정을 완화시킨다. 항우울 작용과 최음 작용이 있어 불감증이나 임포텐츠 등의 성적 장애를 호전시킨다.

주의할 점 | 너무 많이 사용하면 두통과 구토를 유발할 수 있으므로 용량에 주의한다.

자스민 Jasminum grandiflorum

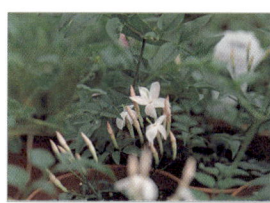

- 노트 | 미들~베이스 노트 ● 추출 부분 | 꽃
- 향기 | 감미롭고 우아하며 관능적인 향
- 효능 | 감미로운 향기가 로맨틱한 무드를 조성하며 기분을 부드럽게 해준다. 중증 우울증에 효과가 있으며 에너지를 불러 일으켜 활력을 찾게 한다. 여성의 성적 장애를 개선하고, 남성의 정자 수를 증가시켜 불임증을 개선시킨다는 평판이 있다.

주의할 점 | 임산부는 사용하지 말 것.

제라늄 Pelargonium graveolens

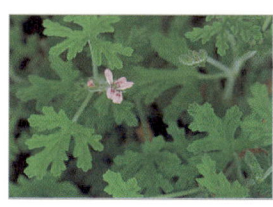

- 노트 | 미들 노트 ● 추출 부분 | 식물 전체
- 향기 | 매혹적이고 우아한 플로럴 향
- 효능 | 마음을 조화롭게 해준다. 이뇨 작용이 뛰어나 노폐물을 배출시키며 황달, 신장 결석, 당뇨, 요도염 등 여러 감염증을 호전시킨다.

주의할 점 | 피부가 민감한 임산부는 사용하지 말 것.

주니퍼베리 Juniperus communis

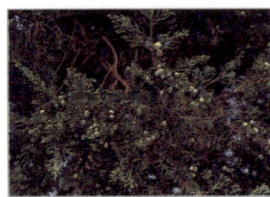

- 노트 | 미들 노트   ● 추출 부분 | 열매
- 향기 | 솔 향기와 비슷한 싱그러운 향
- 효능 | 다이어트에 도움을 준다. 비뇨기계 살균 소독과 방광염, 배뇨, 신장 결석에 효과적이다. 해독 작용이 있어 지나친 육식과 과식에서 오는 독성을 해소시킨다. 생리를 정상화시키며 통증이 수반된 경련을 완화시킨다.

주의할 점 | 임산부나 신장이 나쁜 사람은 사용하지 말 것.

진저 Zingiber officinale

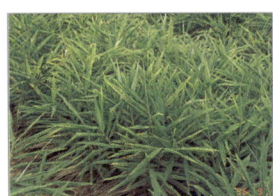

- 노트 | 톱 노트   ● 추출 부분 | 뿌리와 줄기
- 향기 | 레몬과 후추를 섞은 듯한 매운 향
- 효능 | 감각을 예민하게 하고 기억력을 높인다. 카타르와 감기, 편도선에 효과적이며 위액을 분비시켜 소화기계를 활성화시킨다. 성기능 장애에 최음제로도 쓰여 왔다.

주의할 점 | 민감한 피부에는 주의해서 사용할 것.

카르다몸 Elettaria cardamomum

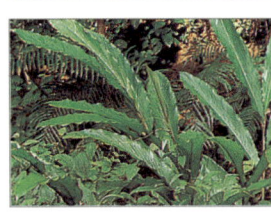

- 노트 | 톱 노트   ● 추출 부분 | 씨앗
- 향기 | 달콤하고 새콤하며 쓴 듯한 향
- 효능 | 피로 회복에 좋다. 소화기계에 작용해 산통, 헛배, 소화 불량과 구토 등을 진정시키며 식욕을 돋워 준다. 최음 효과가 있어서 약해진 성적 반응을 강하게 해준다. 또 생리전의 긴장과 두통을 완화시켜 준다.

주의할 점 | 민감한 피부에는 알레르기 반응이 나타날 수 있다.

카모마일 Anthemis nobilis(Roman chamonile)

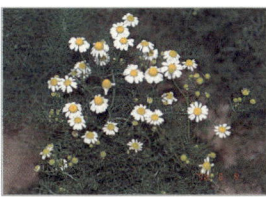

- 노트 | 미들 노트　● 추출 부분 | 꽃
- 향기 | 사과 향을 연상시키는 상큼하고 달콤한 향
- 효능 | 마음을 진정시키고 불면증에 효과적이며, 피부를 부드럽고 탄력 있게 해준다. 두통, 편두통, 신경통, 치통 등과 여성의 생리 장애에도 효과적이다. 모든 알레르기 피부에 사용된다.

주의할 점 | 임산부는 사용하지 말 것.

카유푸트 Melaleuca leucadendron

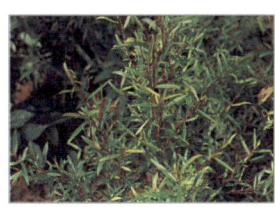

- 노트 | 톱 노트　● 추출 부분 | 잎과 줄기
- 향기 | 달콤하며 스미는 듯한 향
- 효능 | 호흡기 질환에 효과가 있어서 감기에 걸렸을 때 욕조에 1, 2방울 떨어뜨려 목욕하면 큰 효과를 볼 수 있다. 감기, 후두염, 기관지염 등의 초기 증상에 좋으며 만성 폐 질환이나 천식에 좋다. 여드름, 마른버짐 등 피부의 만성적인 증상에 작용한다.

캠퍼 Cinnamomun camphora

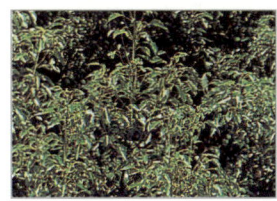

- 노트 | 베이스 노트　● 추출 부분 | 나무 줄기
- 향기 | 상쾌하고 맑은 향
- 효능 | 우울한 기분, 신경질적인 기분을 해소시킨다. 심장, 호흡, 순환기계의 모든 증상에 효과적이다. 진정 작용이 있으며 변비와 설사에도 잘 듣는다. 전신 마사지 오일로는 적당치 않으며 곤충을 쫓는 데 효과적이다.

주의할 점 | 임산부, 간질 환자, 천식 환자는 사용을 피한다. 다량 사용하면 경련과 구토를 일으킨다.

클라리세이지 Salvia sclarea

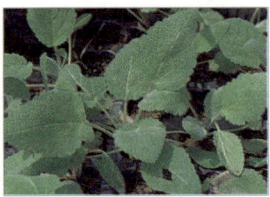

- 노트 | 톱~미들 노트   • 추출 부분 | 꽃과 잎
- 향기 | 향긋하고 감미로운 향
- 효능 | 기분이 가라앉아 있을 때 사용하면 기분을 밝게 해준다. 특히 여성에게 유용한 오일로 자궁을 건강하게 하며, 생리 전 긴장을 풀어 주고 생리 주기를 바로잡아 준다. 산후 우울증에도 효과적이다.

주의할 점 | 다량 사용시 두통의 원인이 되고, 진정력이 강해 집중력이 떨어진다.

타임 Thymus vulgaris

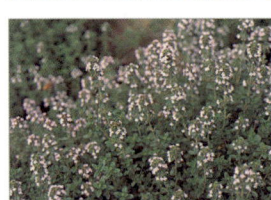

- 노트 | 톱 노트   • 추출 부분 | 꽃과 잎
- 향기 | 매콤한 향과 옅은 석유 향
- 효능 | 뇌세포를 활성화시켜 기억력과 집중력을 향상시키는 효과가 있다. 우울한 기분을 밝게 만들어 주며 정신분열증 치료에 많이 쓰인다. 폐 기능을 강화하여 기침과 인후통, 특히 편도염, 후두염, 인두염, 기관지염, 백일해, 천식을 호전시킨다.

주의할 점 | 고혈압 환자와 임산부는 사용하지 말 것.

탄제린 Citrus reticulata

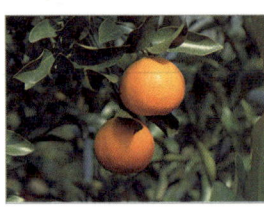

- 노트 | 톱 노트   • 추출 부분 | 과일 껍질
- 향기 | 톡 쏘는 듯한 달콤한 향
- 효능 | 신경계를 완화시키는 작용이 있어서 스트레스와 긴장 해소에 효과적이다. 헛배, 설사, 변비와 같은 위장 장애에 효과가 있고 지방의 소화를 돕는다.

주의할 점 | 광과민성 반응에 주의할 것.

티트리 Melaleuca alternifolia

- 노트 | 톱 노트　● 추출 부분 | 잎
- 향기 | 상쾌하고 시원한 향
- 효능 | 면역 체계를 활성화시켜 전염성 질병을 퇴치하는 데 효과적이다. 백혈구를 활성화시키며 항균, 항진균 효과가 있다. 유행성 감기, 헤르페스, 카타르와 선열, 치은염에도 효과가 있다.

주의할 점 | 민감성 피부는 주의할 것.

팔마로사 Cymboopogon martini

- 노트 | 톱 노트　● 추출 부분 | 잎
- 향기 | 약간의 장미 향이 섞인 달콤한 향
- 효능 | 진정 작용이 있으며 기분을 밝게 고양시킨다. 소화기계를 강하게 만들어 주고 식욕을 돋우며, 장내 세균중의 유해균을 억제한다. 피지 분비를 촉진시키므로 건성 피부에 좋다.

패출리 Pogostemon patchouli

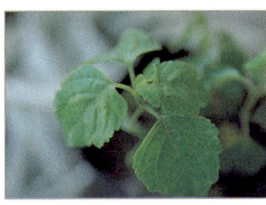

- 노트 | 베이스 노트　● 추출 부분 | 식물 전체
- 향기 | 달콤하고 신비로운 느낌의 오리엔탈 향
- 효능 | 무기력증을 없애주고 기분 전환에 도움이 된다. 식욕을 억제하는 작용을 한다.

주의할 점 | 소량만 사용할 것.

페티그렌 Citrus vulgaris

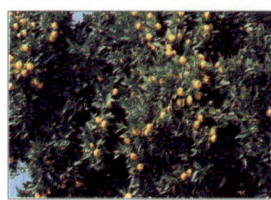

- 노트 | 톱~미들 노트 ● 추출 부분 | 잎과 줄기
- 향기 | 향긋한 플로럴계의 향
- 효능 | 진정 작용과 마음을 밝게 고양시키는 작용을 한다. 몸과 마음의 긴장을 편안하게 풀어 주는 특성이 있어서 불면증과 불안증에 효과가 있다. 여드름과 뾰루지 등의 피부 트러블에도 좋다.

페퍼민트 Mentha piperita

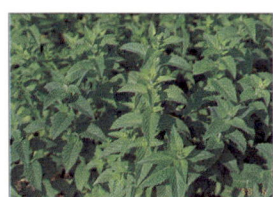

- 노트 | 톱 노트 ● 추출 부분 | 식물 전체
- 향기 | 민트 특유의 상쾌하고 시원한 향
- 효능 | 정신적 피로와 우울증에 탁월한 효과가 있다. 천식, 기관지염, 콜레라, 폐렴, 폐결핵 등에도 효과적으로 작용하며 식중독, 구토, 설사, 변비, 헛배, 구취, 산통, 담석, 메스꺼움, 멀미 등 소화기계 질환에 각각 효과가 있다.

주의할 점 | 눈 주위나 점막에는 바르지 말고 임산부나 수유중인 산모는 사용하지 말 것.

프랑킨센스(유향) Boswellia carteri

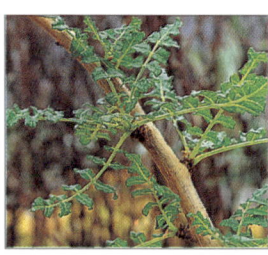

- 노트 | 미들~베이스 노트 ● 추출 부분 | 수액
- 향기 | 숲속에 들어온 듯 그윽한 그린 향
- 효능 | 편안함과 행복감을 느끼게 한다. 심리적인 불안감이나 강박 관념을 해소시키며 폐 기능을 강화시키므로 숨이 가쁜 증상과 천식에 좋다. 방광염, 비뇨 감염증 등 비뇨기 계통 전반에 효과적이다.

히솝 Hyssopus officinalis

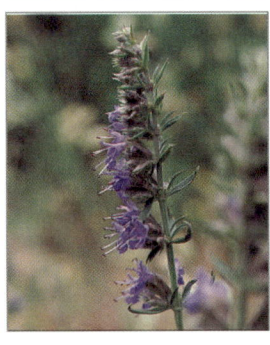

- 노트 | 미들 노트　● 추출 부분 | 잎과 꽃
- 향기 | 달콤하면서 날카로운 느낌의 향
- 효능 | 슬픈 감정, 약해진 마음을 치료하고 정신의 안정을 준다. 순환기계를 정상화시켜 저혈압에 효과적이고 기침, 인후통, 기관지염, 천식 등 호흡기계의 바이러스성 감염증을 치료한다. 불규칙한 생리 주기를 정상화시킨다.

주의할 점 | 간질병 환자, 고혈압 환자, 임산부는 사용하지 말 것.

노트란 무엇인가?

●●● 노트란 향에 대한 느낌을 말하는 것으로, 발향 순서에 따라 톱 노트, 미들 노트, 베이스 노트로 나뉜다. 이러한 분류는 여러 종류의 향을 배합할 때 각각의 느낌을 조화롭게 하기 위해 꼭 필요하다. 에센셜 오일 역시 한 가지만 사용하는 것보다는 두세 종류의 오일을 조합하는 경우가 많으므로, 각각의 오일이 갖고 있는 노트를 파악하고 있으면 자신이 좋아하는 향을 조합해 사용할 수 있다.

에센셜 오일은 매우 복잡한 화학구조를 가지고 있으며, 이 때문에 많은 오일이 여러 가지 범주에 속하는 노트를 동시에 가지고 있다. 물론 일부 오일에는 톱 노트에서 베이스 노트에 이르기까지 전체를 커버하는 것도 있는데, 일랑일랑이나 자스민 등의 경우가 그렇다. 이런 오일은 균형이 잘 잡혀 있어 자연이 준 가장 상쾌한 선물임에 이론의 여지가 없다. 실제로 이들 오일은 그것만으로도 향수로 사용된다.

● 톱 노트   톱 노트는 향을 맡았을 때 최초로 감지되는 것이다. 톱 노트의 오일류는 약 3시간 이내에 증발하기 때문에 그리 오래 가지는 않지만, 향을 조합했을 때 그 첫인상을 결정하므로 매우 중요하다. 대표적인 것으로 베르가못, 페티그렌, 네로리, 레몬, 라임, 오렌지 등의 감귤계 오일과 레몬그래스, 페퍼민트, 타임, 시나몬, 클로브 등의 오일이다.

톱 노트 오일의 향기는 예리하고 깊이 배는 듯하며, 휘발성이 강한 것이 특징이다. 향에 따라 냉성(冷性) 또는 열성(熱性)의 어느 한쪽에 속하지만, 온성(溫性)의 성질은 결코 보이지 않는다. 톱 노트는 무기력하거나 우울할 때 기분을 고양시키는 효과가 있으므로 특히 여름철에 사용하면 좋다.

톱 노트 오일 중 가장 많이 사용하는 것이 레몬, 베르가못, 페티그렌 등의 오일이다. 극히 예리한 방향을 가지고 있는 시나몬, 클로브, 타임 등의 오일은 적은 양만 사용해야 하는데, 전체 향의 5~10% 정도를 차지하도록 배합하는 것이 바람직하다.

● 미들 노트   미들 노트 오일류는 여러 종류의 향을 조합할 때 그 중간 단계를 이루는 향이다. 이 오일은 탑 노트보다 휘발 속도가 느리며, 조합된 향의 예리한 선을 부드럽고 완만하게 한다.

전형적인 미들 노트의 오일에는 로즈우드, 제라늄, 라벤더, 카모마일, 마조람 등을 들 수 있는데, 따뜻하고, 부드럽고 성숙한 느낌이 특징이다. 이 오일들은 조합한 오일의 질을 높이는 역할을 하는데, 그것은 미들 노트 오일의 약효 때문이라기보다는 방향성 때문이라고 할 수 있다. 또 대사의 기능을 촉진하는 기능이 뛰어난 오일이 많다.

미들 노트의 오일류는 50~80%를 차지하여 조합된 오일의 모체를 형성하는데, 향은 약 6시간 정도 유지된다.

● 베이스 노트   베이스 노트의 오일류는 보류제라고도 부르는데, 조합된 오일에 깊이를 주며 이를 피부 속에 끌어들여 정착시키고 영속성을 부여한다. 대표적인 오일로는 시스터스, 클라리세이지, 패출리, 몰약, 프랑킨센스, 시더우드, 베티버 등이다.

병에 담긴 베이스 노트의 오일은 향이 매우 약하고 힘이 없는 듯 느껴지지만, 피부에 바르면 강하게 반응하여 보통 5, 6시간 또는 며칠 동안 향기가 지속된다. 특히 동물성 보류제인 무스크와 시베트의 경우가 그렇다.

베이스 노트 오일류와 동물성 보류제의 향은 첫인상이 별로 좋지 않다. 무스크와 시베트는 불쾌한 냄새이고, 많은 사람들이 패출리 향을 싫어한다. 또 베티버와 시스터스에서는 뿌리 특유의 냄새가 난다. 그러나 최고급 향수라면 이들을 쓰지 않고는 만들 수 없다. 향을 조합할 때 베이스 노트 오일류는 전체 양의 5% 이하로 소량만 넣는다.

베이스 노트의 오일류는 깊이가 있고 강렬하며, 마음을 진정시키고 정신적, 정서적, 영적인 차원에 영향을 주기 때문에 대부분은 전통적으로 종교적인 의식에 쓰여 왔다.

캐리어 오일 18종

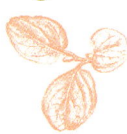

Chapter I

●●● 에센셜 오일은 희석해서 사용해야 하는데 이때 사용되는 오일을 베이스 오일 또는 캐리어 오일이라고 한다. 캐리어(Carrier)라는 이름처럼 에센셜 오일의 성분을 운반해주는 역할을 하는데 에센셜 오일과 같이 100% 식물 오일을 사용한다.

그레이프시드 Grapeseed oil

미용 관계자와 마사지에 관심 있는 사람들 사이에서 인기 있는 오일이다. 매우 가볍고 향이 없으며, 피부에 쉽게 흡수되는 것이 장점이다. 비타민을 함유하고 있고 피부 자극이 거의 없어 여드름이 많은 지성 피부에 사용하면 좋다. 며칠 동안 그 상태를 유지할 수 있기 때문에 캐리어 오일로 많이 쓰인다.

달맞이꽃 오일 Evening primrose oil

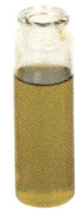

달맞이꽃의 씨에서 추출하는데 무색 또는 담황색을 띤다. 필수 지방산과 γ 리놀렌산을 많이 함유하고 있어서 보습 효과가 뛰어나다. 염증을 진정시키고 호르몬 분비를 조절하는 작용을 하며 아토피성 피부염에도 효과가 있다. 산화하기 쉬우므로 비타민 E가 함유된 위트점 오일과 섞어 사용한다.

로즈힙 오일 Rosehip oil

로즈힙은 남아메리카나 유럽에서 대량으로 자라는 야생 장미의 일종이다. 이 열매에서 추출한 로즈힙 오일은 노란색을 띠며 필수 지방산인 리놀산과 리놀렌산을 대량 함유하고 있어 피부 세포의 재생이나 세포막을 증강시키는 효과가 뛰어나다. 수분을 유지시켜 주고 주름살이나 피부의 노화를 억제한다. 이 오일은 다른 오일에 10% 정도 섞어서 사용한다.

마카데미아넛 오일 Macadamia nut oil

마카데미아넛의 열매에서 추출한 오일로 쉽게 산화하지 않는 특징이 있어 조리용에서 화장품에까지 폭넓게 이용되고 있다. 주성분은 올레인산으로 피부 노화를 막아 주는 팔미트올레인산을 20% 이상 함유하고 있다. 그 성분은 사람의 피지와 비슷하여 피부에 침투하기 쉽고 피부를 유연하게 하여 노화를 방지하며, 혈액이나 임파액의 흐름을 활발하게 한다.

보리지 오일 Borage oil

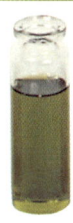

유럽에서 스킨 케어용으로 널리 쓰이고 있는 오일이다. 피부 세포의 보호 기능을 향상시키며 폐경기 증후군, 심장병 치료에도 좋다. 또 피부를 젊어지게 하는 효과가 있어서 페이셜 오일로 추천할 수 있는데, 반드시 냉장고에 보관해야 한다.

사플라워 오일 Safflower oil

홍화에서 추출한 오일로 비타민과 미네랄이 풍부하다. 피부를 약간 건조하게 하는 성질이 있기 때문에 아보카도 등의 식물 오일과 혼합해서 사용하면 효과적이다.

세서미 오일 Sesame oil

참깨에서 추출한 오일이지만 우리가 흔히 먹는 참기름과는 다르다. 식용 참기름은 참깨를 볶아서 짜기 때문에 향이 강하지만, 이것은 생으로 추출하므로 색과 향이 없다. 이 오일은 비타민이나 미네랄을 풍부하게 함유하고 있으며, 산화 안정성이 높고 대사 기능을 촉진하는 작용을 하므로 마사지에 많이 쓰인다.

세인트존스워트 오일 St.Jhon's wort oil

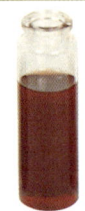

세인트존스 꽃을 피넛 오일이나 올리브 오일 등의 식물 오일에 넣어 우려낸 침출 오일이다. 옅은 적색을 띠며, 진통 작용이 뛰어나고 노폐물을 제거하는 효과가 있다. 신경통에는 라벤더 오일과 섞어서, 류머티즘에는 버치와 주니퍼베리의 오일을 섞어서 마사지한다.

스위트아몬드 오일 Sweet almond oil

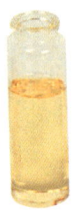

아몬드의 종자에서 뽑아낸 담황색의 오일이며 냄새가 없다. 영양분이 많고, 단백질을 다량 함유하고 있어 피부를 부드럽게 하는 효과가 있다. 비타민 D·E와 미네랄 등을 함유하고 있어서 피부의 가려움을 억제하고 건성 피부, 염증성 질환에 효과적이며 지친 피부를 회복시킨다. 얼굴이나 전신은 물론이고 핸드 케어에도 사용되고 있다.

아보카도 오일 Avocado oil

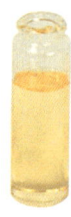

체내에서는 합성되지 않는 필수 지방산이나 비타민 등의 영양이 풍부하다. 이 오일은 주로 스킨 케어용으로 사용되는데 각질이나 지방층이 두꺼운 피부에도 잘 스며들어 피부를 부드럽게 해주기 때문에 건조한 피부, 노화 방지, 탈수 현상 완화, 습진성 피부에 효과적이다.

아프리코트카넬 오일 Apricot kernel oil

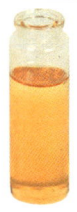

살구씨에서 추출한 오일로, 비타민을 포함한 미네랄 함유량이 풍부하며, 뛰어난 침투력으로 피로한 피부를 회복시켜 윤기 있게 만들어 준다. 모든 피부에 잘 맞는 영양 오일이며 주름살 제거, 염증 방지에 좋다. 특히 노화한 피부나 건성 피부, 민감한 피부 등을 관리하는 데 효과가 있다.

올리브 오일 Olive oil

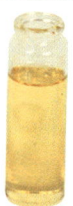

올리브 오일은 비타민 $A \cdot D \cdot E$를 함유하고 있어 침투성이 좋고 살결을 유연하게 하므로 건성 피부에 알맞지만, 마사지에 사용할 때는 오일 향이 지워지지 않는다는 단점이 있다. 스쿠알렌을 약 2% 정도 넣으면 건성 피부나 민감 피부 등의 스킨 케어용으로 사용하기 좋다. 염증, 가려움증을 억제하고 모발 관리, 피부 진정 효과가 뛰어나며 살트임 예방에도 좋다.

위트점 오일 Wheatgerm oil

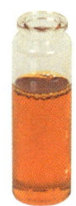

소맥 배아 오일이라고도 하며 비타민 $A \cdot B$가 풍부하다. 비타민 E의 항산화 특성 때문에 다른 베이스 오일에 5% 정도 첨가하면 산화를 방지할 수 있으나 에센셜 오일과 섞으면 쉽게 산화한다. 피부 조직을 젊고 탄력 있게 해주며 건성 또는 알레르기성 피부를 가진 사람에게 효과적이다. 그러나 냄새가 강하고 무거워 캐리어 오일로 쓸 때는 소량만 써야 한다.

칼렌둘라 오일 Calendula oil

마리골드의 꽃을 해바라기 오일 등에 넣어 우려낸 침출 오일이다. 상처 난 피부나 점막을 치유하고 보호하는 작용을 하며 민감한 피부에 좋다. 항염증 작용과 항진균 작용이 뛰어나 베인 상처나 습진을 치료한다. 동상에는 칼렌둘라 오일 20㎖에 위트점 오일 2㎖, 비왁스 4~5g, 벤조인 오일 10방울을 섞어 바르면 효과가 있다.

캐롯 오일 Carrot oil

와일드캐롯은 야채로 이용되는 당근인데, 이 뿌리를 다른 식물 오일에 넣어 우려내면 오렌지색에서 붉은색을 띠는 캐롯 오일이 된다. 케로틴, 비타민 A · C를 함유하고 있는 것이 특징이나. 상처 난 피부나 점막을 회복시켜 보호하는 작용이 뛰어나고 피부 건조, 습진 등에 효과가 있는 영양가 높은 오일이다. 와일드캐롯의 씨에서 얻은 오일은 캐롯시드 오일(Carrotseed oil)이라고 하여 에센셜 오일로 활용된다.

코코넛 오일 Coconut oil

사용감이 매우 가볍고 피부 보습 작용이 뛰어나 건조를 막는다. 또 머리카락에 적당한 유분을 보급하기 때문에 헤어 케어용으로 많이 쓰이며, 자외선의 자극을 완화시키는 효과가 있어 선탠 오일로도 적당하다. 단, 피부가 민감한 사람은 사용 전에 패치 테스트를 한다.

헤이즐넛 오일 Hazel nut oil

침투가 빠르고 피부에서 받아들이는 효과가 크기 때문에 여드름이나 트러블이 생기는 피부에 권할 만하다. 또 수렴 작용을 하므로 넓어진 모공을 수축시키는 데도 효과적이다. 보습 작용이 있어서 스킨 케어용으로도 많이 쓰이고 있다.

호호바 오일 Jojoba oil

나무 열매를 압착하여 추출한 호호바 오일은 액체 왁스 형태로 되어 있다. 화학구조가 사람의 피부 성분과 비슷하기 때문에 피부에 매우 잘 침투하고 끈적끈적하지 않아 사용감이 좋다. 다른 베이스 오일에 비해 잘 산화되지 않아 장기간 보존할 수 있으며 여드름, 습진, 모발 영양, 지성이나 건성 피부에도 잘 맞고 항염증에 효과가 있다.

어린이를 위한 에센셜 오일 사용법

●●● 영국의 아로마테라피스트 수잔 커티스(Susan Curtis)는 오랜 경험을 바탕으로 어린이에게 적합한 에센셜 오일을 연령별로 작성해서 발표한 바 있다. 그러나 이것은 영국인들의 체질에 맞게 설계된 것이므로 이것보다 적게 사용해야 한다.

● 0~6개월   이 시기에 사용할 수 있는 오일은 라벤더, 로만카모마일뿐이다. 아몬드 오일이나 호호바 오일 10㎖(2큰술)에 에센셜 오일 한 방울을 떨어뜨려 마사지용이나 실내 방향제로 사용한다.
● 6~12개월   아니시드, 블루카모마일, 로만카모마일, 라벤더, 만다린, 네로리, 로즈 등의 오일을 사용할 수 있다.
● 1~6세   아니시드, 블루카모마일, 로만카모마일, 코리안더, 라벤더, 만다린, 네로리, 스위트오렌지, 팔마로사, 로즈우드, 로즈, 티트리 등 보다 다양한 오일을 사용할 수 있다.
● 7~12세   대부분의 에센셜 오일의 사용이 가능하지만 바질 오일만은 피하도록 한다. 사용량은 어른의 1/4 분량으로 한다.

어떤 오일을 고를 것인가

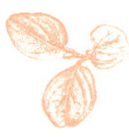

Chapter I

●●● 첫 경험이 중요하다. 수십 종의 오일 중 어떤 것을 골라야 성공적인 아로마테라피를 즐길 수 있을까? 초보자를 위한 꼼꼼 체크 리스트.

에센셜 오일은 목욕, 마사지, 팩, 로션, 크림 등 피부에 직접 바르거나 호흡기를 통해 흡입하는 방법으로 사용한다. 따라서 순도 100%의 천연 오일을 선택해야 하며 반드시 아로마 제품 전문점에서 상담 후 구입하는 것이 좋다.

에센셜 오일을 선택할 때는 품명, 학명, 추출 부위, 추출 방법 등이 표시되어 있는지를 체크한다. 또 수입원이나 주의사항이 기재되어 있는지도 확인한다. 오일 병은 불투명한 색의 차광성 유리 제품인지, 한 방울에 0.05㎖씩 떨어지도록 디자인되어 있는지, 또는 스포이드가 달려 있는지 꼼꼼하게 살핀다. 뚜껑이 헐거워 쉽게 열리면 안 되므로 이것도 잘 확인해야 한다.

향을 확인할 때는 오일 병을 코에서 20cm쯤 떨어지게 잡은 뒤 살짝 흔들거나, 한 손으로 바람을 일으켜 맡아본다. 시향지에 묻혀서 맡아도 되는데, 이렇게 해야 오일을 사용했을 때 나는 향이 어떤지 확실하게 알 수 있다.

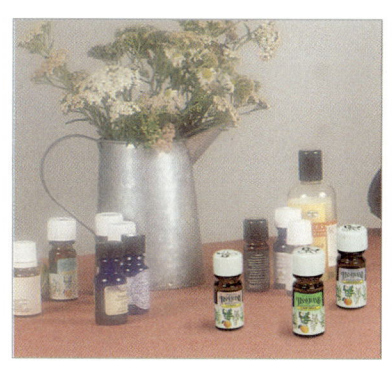
시중에는 많은 제품이 팔리고 있다. 전문매장에서 전문가와 상담 후 구입하여야 한다.

  오일은 종류가 많은 만큼 향이나 효과도 다양하므로 선택하기가 쉽지 않다. 일단은 사용하면서 좋은 느낌을 받는 것이 가장 중요하므로, 치료 등의 특별한 목적이 아니라면 먼저 자신이 좋아하는 향을 선택하는 것도 괜찮다. 효능을 우선하여 선택하면 사용할 때마다 '냄새'가 괴로워 결국 버리는 일이 생길 수 있다.

  좋아하는 향의 오일을 먼저 써본 다음 천천히 각 오일의 특징을 파악하여 2, 3종을 조합하여 효과를 높여 본다. 아로마 라이프의 성공 여부는 꾸준한 관심과 좋은 경험에 달려 있다고 하겠다.

에센셜 오일 보관 방법

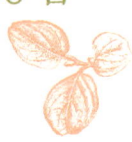

Chapter 1

●●● 보관을 잘못해 변질된 오일은 자칫 역효과를 불러올 수 있다. 고가의 제품인 만큼 사용하기 전에 제대로된 보관법을 숙지해 두자.

에센셜 오일은 햇빛이나 열, 금속 등의 영향을 받으면 향이나 색이 변할 수 있으므로 보관에 주의를 기울여야 한다.

두세 종의 오일을 조합한 오일은 뚜껑이 꽉 잠기는 차광성 유리병에 담아 보관한다. 이런 조건을 갖춘 빈 병은 아로마 제품 전문점에서 쉽게 구할 수 있다. 보관하는 장소는 직사광선이 닿지 않고 통풍이 잘 되며, 진동이 없는 곳이 좋다.

또 온도 변화가 거의 없어야 하는데, 15~20℃면 적당하다. 한여름에는 밀폐용기에 넣어 냉장고의 야채실에 보관하는 것이 좋다. 야채실은 온도가 낮으면서도 냉기를 직접 쐬지 않는 곳이기 때문에 여름철에 오일을 보관하기에 적당한 곳이다. 오일 종류가 늘어나면 화장품용 냉장고를 구입하는 것도 좋다.

개봉하지 않은 제품은 약 2년, 개봉한 것은 1년 정도 품질을 유지할 수 있

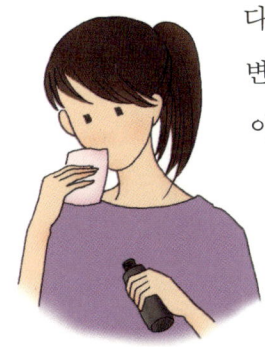
다. 유칼립투스나 감귤 계통의 톱 노트 오일은 향의 변화가 빠르므로 가능하면 6개월 이내에 사용하는 것이 좋다. 반대로 샌달우드나 패출리, 자스민, 로즈와 같은 오일은 1년 이상 사용해도 향기에는 변함이 없다. 그러나 구입할 때는 이런 특징에 상관없이 사용 기한을 반드시 체크하고, 한꺼번에 많은 양을 구입하는 것보다는 사용할 만큼만 구입하는 것이 바람직하다.

구입한 지 오래 되었거나 사용 기한이 지난 오일은 사용하기 전에 티슈나 깨끗한 면에 오일을 1, 2방울 떨어뜨려 냄새를 맡아보는데, 기름이 타는 듯한 냄새가 나면 산화가 시작된 것이므로 신발장이나 화장실 소독용으로 사용한다.

에센셜 오일은 습기나 공기에 닿으면 산화하기 쉬우므로 사용한 다음에는 뚜껑을 꼭 닫아 두어야 한다. 오일을 욕실에 두는 경우가 많은데 욕실은 습기가 많은 곳이므로 사용한 다음에는 욕실에서 가지고 나와야 한다. 스팀이나 아로마 목욕을 할 때는 수증기가 피어오르는 수면 위에 직접 오일을 떨어뜨리지 말고, 다른 용기에 일단 덜어 물에 섞는 것이 좋다.

사용시 주의할 점

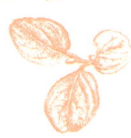

Chapter I

●●●에센셜 오일도 오용이나 남용은 절대 금물이다. 사용법이나 주의할 점을 무시하면 오히려 심각한 트러블이나 부작용을 일으키기도 한다. 특히 어린이가 있는 집에서는 보관이나 사용에 주의를 기울여야 한다.

에센셜 오일은 순도가 매우 높고 고농축된 것이기 때문에 병에 직접 코를 대고 향을 맡는다거나, 한꺼번에 많은 양을 사용하면 머리가 아프다든지 순간적으로 쇼크를 받는 등 부작용을 일으킬 수 있으므로 주의한다. 특히 어린이의 손이 닿는 곳에 보관하여 마시거나 하는 일이 없도록 각별히 신경 써야 한다.

우리나라에 번역 소개된 외국의 아로마테라피 책에서 제시한 레시피를 그대로 따르는 것도 상당히 위험하다. 피부나 점막의 구조는 인종마다 다르므로, 외국인의 기준에서 작성한 레시피를 그대로 사용하면 농도가 너무 강해 오히려 초조해지거나 기분이 나빠지는 등의 부작용이 생길 수 있다. 특히 목욕을 할 때 물에 떨어뜨린 오일은 녹지 않고 수면 위에 그대로 떠 있으므로, 많은 양의 오일이 피부에 직접 닿기도 하고 강한 향을 수증기와 함께 그대로 흡입하게 된다.

이에 대해 일본의 유명한 아로마테라피스트 시노하라 나오코(篠原直子)는 '처음에는 욕조에 1방울만 떨어뜨려 사용하고 익숙해지면 3방울, 최대 5방울을 넘기지 말라'고 충고한 바 있다. 스즈키 리에(鈴木理惠)의 에센셜 오일 사용법 역시 6방울을 기준으로 하고 있다.

에센셜 오일 중 라벤더나 티트리를 제외하고는 피부에 직접 바르거나 마셔서는 절대 안 된다. 또 캐리어 오일에 희석했다 하더라도 눈이나 입 등 민감한 부분에는 사용하지 말아야 하며, 전문가의 처방대로 정해진 양을 꼭 지켜야 한다.

또 민감성 피부나 알레르기가 있는 사람은 반드시 사전에 패치 테스트(Patch test)를 하는 것이 좋다. 캐리어 오일 10㎖에 에센셜 오일 1방울을 넣어 잘 섞은 다음, 귀 뒤나 가슴 중앙 부위에 바르고 12시간쯤 그대로 둔다. 이때 반점이 생기는 등 이상 반응이 있으면 사용하지 말아야 한다.

정맥류나 심장병, 천식, 암 등이 심하거나 급성 구역질 증상, 발열, 통증이 있는 임산부도 사용을 중지해야 한다. 또 3세 이하의 유아에게는 가능하면 사용하지 말고, 12세 이하의 어린이도 일단 어른이 쓰는 양의 1/3 정도로 시험해본 뒤 이상이 없을 때 사용하는 것이 좋다.

베르가못, 레몬, 스위트오렌지, 그레이프푸르트 등의 감귤계 오일은 광과민성 반응을 일으키므로, 사용 후 3시간 이내에는 자외선에 노출되면 빨갛게 부어오르거나 기미가 생길 수 있다. 역시 스파이스 계통의 클로브나 시나몬, 아니스 등의 오일도 자극이 강하므로 주의

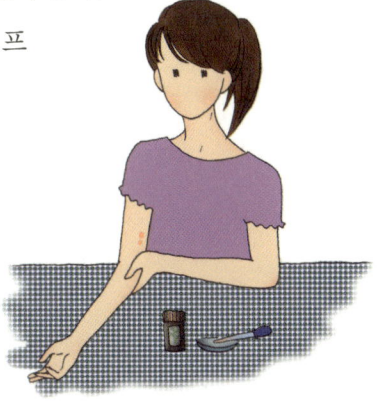

를 요한다.

　노인이나 임산부, 민감한 피부를 가진 사람들은 오일을 사용할 때 특히 주의해야 하며, 간질병 환자는 절대 사용하면 안 된다. 얼굴에 사용할 때에는 반드시 전체 분량의 0.5% 이하로 희석해야 한다.

　에센셜 오일을 잘못 취급하여 피부에 쏟았거나 알레르기 반응이 일어났을 경우에는 흐르는 물로 그 부분을 최저 20분간 씻어낸다. 영국의 아로마테라피스트(『여성을 위한 아로마테라피』의 저자) 마기 티설랜드는 이러한 경우에 순수한 올리브 오일이나 캐리어 오일을 피부에 발라 에센셜 오일을 희석 분산시킬 것을 권유하고 있다. 그래도 따끔따끔하거나 가라앉지 않을 경우에는 의사와 상담한다.

　오일이 눈에 들어갔을 때도 즉시 냉수로 충분히 씻어내야 하는데, 충혈이나 통증, 또는 가려움증이 계속되면 바로 병원을 찾아간다. 또 에센셜 오일에는 유칼리와 같이, 캐리어 오일에 섞어 바르는 것은 안전하지만 내복할 경우 유독한 것이 있다. 혹시 에센셜 오일에 의한 중독 증상이 있거나 어린이가 에센셜 오일을 마셨을 경우에는 반드시 응급처치를 받도록 한다.

●●● Chapter 2 아로마테라피의 기초

에센셜 오일을 사용하는 기본적인 방법은 향을 맡는 것이다.

편안한 마음으로 향을 흡입하는 것만으로도 안락한 휴식을

얻을 수 있는데 전용 포트나 라이트, 향초 등 다양한 제품을

이용할 수 있다.

보다 적극적으로 활용하려면 목욕이나 마사지를 통해

피부에 침투시키는 방법이 있다.

에센셜 오일의 향을 흡입하면서 피부 조직을 통해

오일의 성분이 스며들게 되므로, 몸의 증상이나

원하는 효과 등을 따져 보고 활용하는 지혜가 필요하다.

방향욕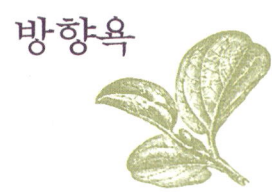

●●● 좋아하는 향기로 방안을 가득 채워 보자. 몸과 마음의 긴장을 풀고 향기를 들이마시는 것만으로도 피로가 풀리고 마음의 평화를 얻을 수 있다.

방향욕은 아로마테라피를 시작할 때 가장 먼저 접하는 방법이라고 할 수 있다. 방향욕을 할 수 있는 전용 기구를 이용해 실내에 향을 퍼뜨리면 되는데, 미세한 향 분자가 실내 공기를 정화할 뿐만 아니라 편안하고 상쾌한 기분을 갖게 해준다.

에센셜 오일은 고유의 향과 효능을 갖고 있지만, 처음 시작하는 사람이라면 효능보다는 향을 우선해서 고르는 것이 좋다. 자신이 좋아하는 향을 흡입해야 스스로도 즐거운 마음이 들어 아로마테라피에 흥미를 갖게 되기 때문이다.

아로마 포트

에센셜 오일은 그냥 두었을 때보다 열을 가했을 때 더욱 강한 향을 발산한다. 그러한 특징을 이용해 간단하게 방향욕을 즐길 수 있는 전용 기구가 많이 나와 있는데 대표적인 것이 아로마 포트이다.

증발 접시에 물을 넣고 에센셜 오일을 몇 방울 떨어뜨린 뒤 증발 접시 밑에 있는 초에 불을 붙인다. 촛불에 의해 가열된 물이 증발하면서 에센셜 오일의 향이 점점 멀리 퍼지게 되는 것이다. 은은한 촛불과 향기가 어우러져 아늑하고 로맨틱한 분위기를 연출하기에 좋다.

구조가 보온병처럼 되어 있는 아로마 포트도 있는데, 열탕에 의해 증발된 향이 좁은 글라스 입구를 통해 발산되는 것이 특징이다. 소리가 나지 않아 조용하고 불도 사용하지 않기 때문에 아로마 포트보다 안전하다고 할 수 있다.

아로마 라이트

역시 안전성 면에서 각광받는 아로마 라이트는 촛불 대신 전구의 열을 이용하여 향을 확산시키게 되어 있다. 증발 접시에 오일을 떨어뜨린 뒤 전원을 켜면 전구의 열이 오일을 따뜻하게 데워 향을 퍼뜨리게 되어 있다.

촛불을 사용하는 아로마 포트보다 안전하기 때문에 침실이나 어린이 방에서도 안심하고 사용할 수 있다. 오일을 3방울 정도 떨어뜨리면 2시간 동안 향을 즐길 수 있다.

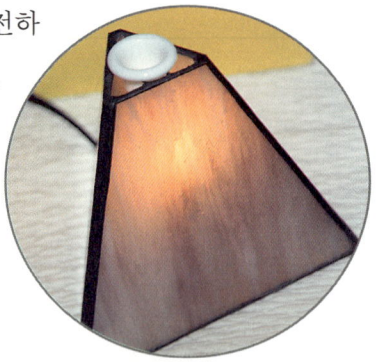

디퓨저

전동식 에어펌프에 의한 공기의 압력으로 에센셜 오일을 공기중에 확산시키는 기구이다. 아로마 포트, 아로마 라이트와 비교해볼 때 향을 확산시키는 힘이 단연 강한데, 5분만 작동시켜도 향이 1시간 동안 지속된다.

열을 가하는 방법이 아니기 때문에 가장 안전할 뿐 아니라, 원액을 희석하지 않고 사용하므로 오일 그 자체의 향을 장시간 즐길 수 있는 것이 특징이다.

디퓨저는 넓은 공간이나 많은 사람이 모이는 장소에서 사용하면 좋은데, 오일의 효능을 최대한 활용해 방안의 공기를 살균하면서 좋은 향기로 분위기를 만드는 역할을 한다.

디퓨저 대신 가습기를 이용해도 같은 효과를 볼 수 있다. 가습기에 3방울 정도의 에센셜 오일을 넣고 작동시키면 된다.

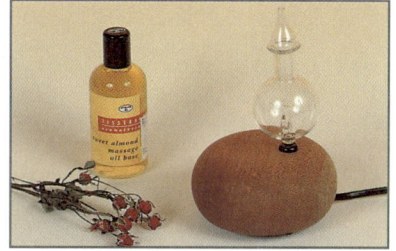

허벌 인센스

인센스는 불을 붙여 연기를 내는 향을 말하는 것으로, 가는 막대 모양이나 원뿔(콘) 모양 등의 형태가 있다. 에센셜 오일이나 허브 등 자연의 향을 넣어 만든 것이 허벌 인센스이다.

동방박사가 예수의 탄생을 축하하기 위해 유향과 몰약을 봉헌했다는 성경 구절에서 알 수 있듯이, 향은 오랜 옛날부터 사용되어 왔으며 우리나라에서도 종교적인 의식에 반드시 쓰

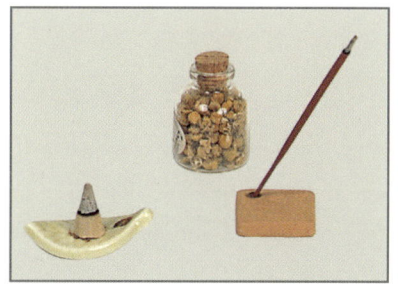

이는 물건이기도 하다. 요즘은 다양한 종류의 인센스가 제품으로 나와 있어 좋아하는 향을 골라 피울 수 있다.

아로마 향초

가장 손쉽게 접할 수 있는 제품이다. 양초를 만들 때 라벤더, 로즈마리 등의 오일 향을 넣어 굳힌 것으로, 초에 불을 붙이면 은은하게 향이 퍼지게 되어 있다. 직접 만들어 사용해도 되지만, 시간이 없을 때는 보통 시중에서 구할 수 있는 양초를 이용하여 즉석에서 연출할 수 있다.

양초에 불을 붙여 심지 쪽에 촛농이 고이게 되면 촛불을 끄고 촛농에 에센셜 오일 2, 3방울을 떨어뜨린 다음 다시 불을 붙인다. 그러면 향이 열에 의해 은은하게 피어 난다. 원하는 분위기에 따라 에센셜 오일 종류를 선택하면 된다. 특히 낭만적인 분위기를 연출하고 싶을 때 효과적이며, 연인 사이라면 일랑일랑이나 자스민 오일이 관능적인 무드 조성에 도움이 된다.

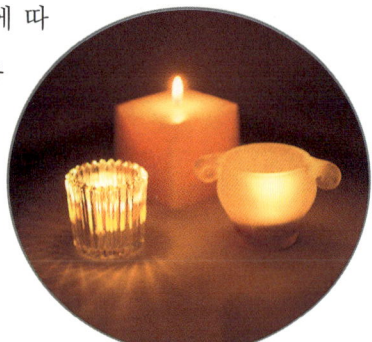

흡입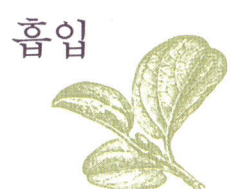

●●● 향을 코로 직접 맡는 방법이다. 실내에 향기를 퍼뜨리는 방향욕에 비해 간단하면서도 보다 적극적이라고 할 수 있다. 특히 실외에 있을 때나 이동중일 때도 이용할 수 있어 편리하다.

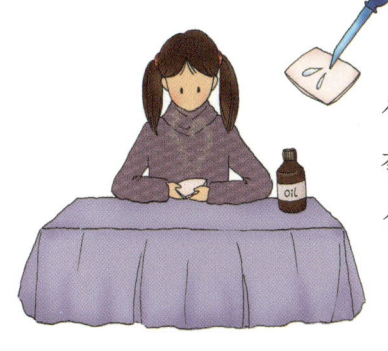

시간과 장소에 구애받지 않고 간단하게 향을 즐길 수 있는 방법이다. 가방이나 주머니에 에센셜 오일을 갖고 다니다가 손수건이나 티슈 페이퍼에 1, 2방울 떨어뜨려 향을 맡으면 된다. 사람이 많은 곳이나 공기가 탁한 곳에 있을 때 좋아하는 향을 흡입하는 것만으로도 간단하게 기분을 바꿀 수 있다. 또 차멀미나 기침, 코막힘 등의 증상으로 외출하기 곤란할 때도 오일을 갖고 다니면서 흡입하면 문제를 해결할 수 있다.

집에서 베개에 오일을 떨어뜨린다거나, 컵에 따뜻한 물을 붓고 오일을 1, 2방울 떨어뜨려 수증기를 통해 향을 흡입한다. 이때도 향을 직접 맡지 말고, 컵을 얼굴에서 조금 떨어지게 잡고 손으로 바람을 일으켜 맡는다.

흡입법은 방안에 확산시키면서 들이마시는 방법보다 간단하고 효과도 빠르다는 것이 장점이다. 또 방이나 사무실, 학교, 차 안 등 장소에 구애받지 않고 사용할 수 있으므로 그때그때의 기분이나 상황에 빠르게 대응할 수 있다. 손수건에 오일을 떨어뜨려 윗옷 주머니에 넣어두면 항상 향을 맡을 수 있어서 편리하다. 향목걸이도 시중에 나와 있어 보다 간편하게 에센셜 오일의 향을 즐길 수 있다.

그리고 피부가 상했거나 코가 막혔을 때는 끓였다가 따뜻할 정도로 식힌 물을 대야에 담고 3방울 정도의 오일을 떨어뜨린 후 타월로 향이 새어 나가지 않게 감싼 뒤 수증기를 흡입하면 큰 효과를 볼 수 있다.

탈취제 만들기

유칼립투스(로즈마리/타임/페퍼민트/라벤더/클로브/주니퍼베리/샌달우드/오렌지/레몬) 3방울+에틸 알코올 2작은술+정제수 1 l

창문을 열어도 통풍이 잘 되지 않거나 냉방이나 난방을 위해 장시간 창문을 닫아두면 공기도 탁해지고 집안에서 불쾌한 냄새가 나기 쉽다. 냄새를 제거하는 스프레이 제품이 많이 나와 있지만, 에센셜 오일을 이용하면 탈취뿐 아니라 살균, 소독의 효과도 얻을 수 있다. 특히 냄새 때문에 각별히 신경 써야 하는 화장실에 사용하면 늘 쾌적하게 이용할 수 있으며, 걸레에 뿌려도 좋다.
좋아하는 향의 에센셜 오일 한 종류나 2, 3종을 조합해 탈취제를 만든 뒤 분무기에 담아두고 사용하기 전에 충분히 흔들어 준다. 살균 작용을 하는 유칼리, 타임, 페퍼민트 등의 오일로 만든 탈취제를 공기중에 뿌려두면 감기 예방에도 도움이 된다. 어린이가 있는 집에서는 오일의 양을 적게 한다.

습포

●●● 찜질이라고 생각하면 이해하기가 쉽다. 뜨거운 물에 적신 수건으로 어깨나 다리의 근육을 풀거나, 복통을 다스려본 경험이 있을 것이다. 그 뜨거운 물에 에센셜 오일을 몇 방울 떨어뜨리거나 허브를 우려내서 습포를 하면 몸의 통증뿐 아니라 마음도 편안해지는 효과가 있다.

습포(濕布)는 물이나 약물에 적신 헝겊을 환부에 대서 염증을 치료하는 방법이다. 세면기에 뜨거운 물이나 찬물을 붓고 허브 우려낸 물, 또는 에센셜 오일을 3~5방울 떨어뜨린다. 여기에 타월을 적셔 물을 짜낸 뒤 얼굴이나 몸의 특정 부위에 댄다.

아로마 습포를 하면 허브나 에센셜 오일이 갖고 있는 약효뿐 아니라 향도 흡입하는 것이어서, 육체적인 염증과 증상을 완화할 뿐 아니라 심적으로도 편안함을 느낄 수 있다. 또 마사지를 할 수 없을 때나 눈 주위 등 민감한 부위에도 할 수 있고, 효과가 빨라 어린이부터 노인들까지 누구나 할 수 있는 것이 장점이다.

예를 들어 장시간 컴퓨터를 사용해 눈이 피로할 때 라벤더 오일로 습포

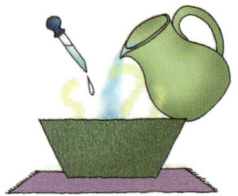
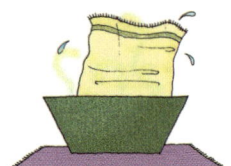
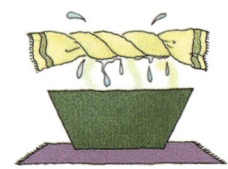
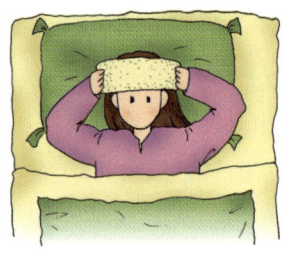

하면 빠른 효과를 기대할 수 있다. 특히 온습포를 하면 피부 표면의 혈관이 확장되면서 허브나 오일의 약리 성분을 보다 쉽게 흡수할 수 있다. 생리통이나 요통, 어깨 결림, 두통, 변비, 감기 등에도 온습포를 하면 좋다. 가슴이나 배에 따뜻한 타월을 대고 있으면 정신적인 긴장도 풀리는 것을 느낄 수 있다. 식욕이 없을 때나 숙취, 꽃가루 알레르기에도 권할 만하다. 단 염증이나 발열, 종기 등의 증상에는 쓰지 않는다.

햇볕에 화상을 입었을 때나 운동 직후에 나타나는 근육통, 타박상, 발의 피로, 접질린 부위, 모기나 벌에 쏘여 가려울 때는 냉습포가 효과적이다. 민트 오일을 이용한 타월 습포를 비닐에 넣어 냉장고에 보관해 두면 더운 여름에 기분 좋게 사용할 수 있다.

아로마 목욕

●●● 목욕은 우리에게 가장 친숙한 아로마 요법이다. 건강이나 미용을 위해 욕조에 청주나 소금, 쑥, 한약재 등을 넣는 것과 마찬가지로 에센셜 오일을 이용하면 된다. 욕조에 몸을 담그고 쉬는 동안 좋은 향기를 흡입하면서, 동시에 오일 속에 들어 있는 약리 성분을 피부로 받아들이는 것이므로 큰 효과를 얻을 수 있다.

피로 회복에는 목욕만큼 좋은 방법이 없다. 따뜻한 욕조에 몸을 담그면 온종일 긴장과 스트레스로 굳어 있던 근육이 이완되면서 마음까지 편안해진다. 여기에 허브나 에센셜 오일을 떨어뜨려 아로마 목욕을 한다면, 은은한 향을 맡으면서 약리 성분을 피부로 받아들일 수 있어 일석이조의 효과를 누릴 수 있다.

고대 이집트, 그리스와 로마인들도 허브 목욕을 즐겼고, 우리나라의 대중 목욕탕에서도 쑥이나 인삼을 이용한 아로마 목욕을 하고 있다. 아로마 목욕은 밀폐된 공간에서 방향욕을 하는 것이므로 매우 효과적이며, 단순히 몸을 깨끗하게 씻기 위한 목적뿐 아니라 몸과 마음을 이완시키는 효과가 있다.

목욕은 특별한 증상이나 상황에 따라 전신욕, 반신욕, 좌욕, 수욕, 족욕, 팔꿈치욕 등 다양한 방법으로 할 수 있다.

목욕을 할 때 특히 주의할 것이 에센셜 오일의 양이다. 이 책에서는 한국인의 체질에 맞춰 전신욕은 6방울 전후, 반신욕은 4방울 전후, 좌욕과 팔꿈치욕·수욕·족욕은 2, 3방울 정도를 기준으로 하였다. 그러나 향이 너무 강하다고 생각되거나(유칼립투스 등), 피부가 민감하고 알레르기가 있을 때는 양을 줄여서 사용한다.

에센셜 오일은 2, 3종류를 조합할 때 상승 작용을 기대할 수 있다. 허브로 이용할 경우에는 라벤더 2큰술, 민트 1큰술, 타임 1큰술과 굵은 소금 2큰술을 헝겊주머니에 같이 넣고 사용해도 같은 효과를 얻을 수 있다. 허브역시 전신욕, 반신욕, 좌욕, 팔꿈치욕, 수욕, 족욕 등 용도에 따라 양을 조금씩 조절하면 된다.

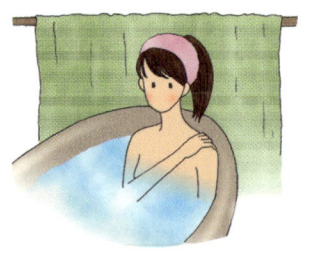

전신욕

아로마 목욕은 스트레스 등으로 지친 몸과 마음을 편안히 쉬게 해준다. 에센셜 오일이나 허브를 이용한 목욕은 식사와 마찬가지로 인체에 유용한 성분을 자연스럽게 흡수할 수 있는 좋은 방법이다.

욕조에 따뜻한 물을 받아 놓고 먼저 몸을 깨끗하게 씻는다. 에센셜 오일을 5, 6방울 정도 떨어뜨리고 15분 정도 욕조에 들어가 몸을 따뜻하게 한다.

아침에는 42℃ 정도의 뜨거운 물로 짧은

시간 샤워나 목욕하여 교감신경을 자극하는 것이 좋고, 저녁에는 약 38℃의 따뜻한 물에 몸을 충분히 담가 부교감신경을 자극하여 릴랙스 효과를 높인다.

　아로마 목욕은 욕조에 몸을 담그고 있는 동안 향을 흡입하게 되기 때문에 신경이나 근육의 긴장을 풀어주고 순환기, 생리 불순, 감기, 수분 흡수 등에 효과적이다.

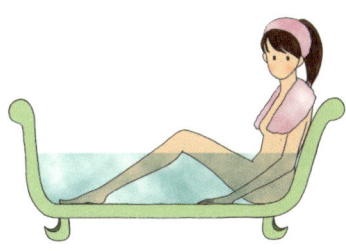

반신욕

반신욕은 말 그대로 배꼽 아래까지만 물에 담그는 것이다. 심장에 부담을 주지 않으면서 몸을 따뜻하게 하고, 신진대사를 촉진시켜 땀을 내게 하는 것이 반신욕의 장점이다. 따뜻한 물에 허브를 넣어 잘 우려내거나, 에센셜 오일을 3, 4방울 넣고 20분 이상 몸을 담근다. 반신욕은 여름철에 특히 좋으며, 가을이 되면 어깨를 타월로 감싸 온도를 유지한다.

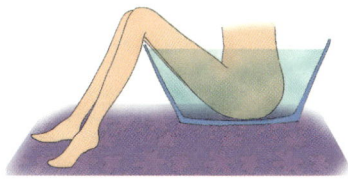

좌욕

앉았을 때 물이 허리에 찰 정도로 대야에 따뜻한 물을 붓는다. 여기에 허브를 우려낸 침출액을 섞거나 에센셜 오일 2, 3방울을 떨어뜨려 잘 섞어 준 다음 10분 정도 앉아 좌욕한다. 좌욕은 치질이나 변비 증상을 완화시키고 불쾌감을 없애주는 등의 효과가 있다.

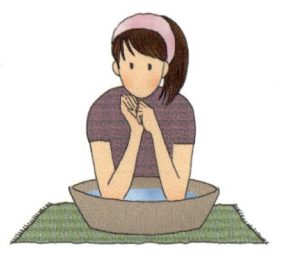

팔꿈치욕

세면기나 대야에 따뜻한 물을 붓고 허브의 침출액 또는 에센셜 오일 2, 3방울을 떨어뜨린 다음 10분 정도 팔꿈치를 담근다. 팔꿈치욕을 하면 혈행이 좋아지고 팔의 뻐근함이나 어깨 결림 등의 증상도 개선할 수 있다.

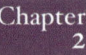

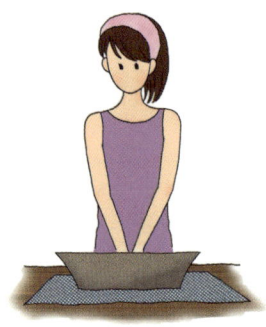

수욕

대야에 따뜻한 물을 붓고 허브 침출액이나 에센셜 오일 2, 3방울을 섞은 다음 10분가량 양손을 담근다. 수욕을 하면 거칠어진 손을 부드럽게 만들 수 있고 손끝과 손목 등의 피로와 어깨 결림, 두통, 눈의 피로까지 풀리는 효과가 있다. 또 수증기를 통해 향을 흡입하게 되므로 심적으로 편안한 기분을 느낄 수 있다. 수욕을 하면서 손바닥을 지압하거나 손가락을 마사지하면 보다 효과적이다. 목욕을 하기 어려운 상황일 때 간단히 기분을 바꿀 수 있는 방법이 수욕이다.

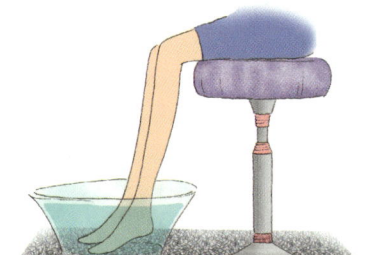

족욕

족욕, 발 마사지 등 발을 잘 관리하는 것은 발의 피로뿐만 아니라 건강까지 지켜 준다. 약 42℃의 따끈한 물에 허브 침출액이나 에센셜 오일 2, 3방울을 넣고 복숭아뼈까지 잠기도록 10분 정도 발을 담근다. 발의 피로가 깨끗이 풀릴 뿐 아니라 심신이 상쾌해진다. 또 온몸의 혈액 순환을 촉진시키므로 냉증이나 생리통, 감기에도 효과적이다. 여름철에 차가운 물로 족욕하면 정신이 맑아지고 릴랙스 효과가 있다.

아로마 마사지

●●● 피부의 감촉을 깨우고 탄력을 주는 마사지. 특히 아로마 마사지는 에센셜 오일의 향기와 약효가 피부를 통해 직접 전달되기 때문에 탁월한 효과를 얻을 수 있다.

Chapter 2

아로마 마사지는 에센셜 오일을 보다 적극적으로 활용하는 방법 중 하나로, 캐리어 오일에 에센셜 오일을 약하게 섞어 피부에 직접 침투시키는 것이다. 캐리어 오일은 피부의 지방 성분과 잘 맞기 때문에 흡수가 잘 되고, 혈액 순환을 촉진하고 피부를 매끈하게 하며 임파액의 흐름을 유연하게 한다. 임파액은 세포에서 나온 노폐물이나 수분을 정화하고 오줌으로 배출시키는 작용을 하는데, 이 흐름이 원만하지 않으면 부종이나 피로의 원인이 된다. 또 마사지를 할 때 느끼는 부드러운 촉감과 향기 흡입을 통해 정서적으로 안정되는 효과도 얻을 수 있다.

마사지에 사용하는 에센셜 오일을 캐리어 오일에 희석하면 자극은 줄어들고 성분도 부드러워져 피부에 침투하기가 쉬워진다. 그러나 캐리어 오일도 각각의 효능이 다르므로 사용 목적에 따라 바르게 선택해야 한다.

마사지는 혼자 할 수도 있고 파트너에게 받을 수도 있는데, 목욕 후에

하는 것이 좋다. 몸이 따뜻하게 데워진 상태여서 오일의 침투가 잘 되기 때문이다.

어린이의 경우 6살 이하는 라벤더, 로만카모마일, 로즈, 탄제린, 만다린 등의 오일을 약하게 확산시키는 방향욕 정도가 좋으며, 마사지를 할 때는 에센셜 오일을 섞지 말고 캐리어 오일만 사용한다. 에센셜 오일을 사용하는 데 자신감이 생기면 어떤 증상에 대해 나름대로의 처방을 내릴 수 있게 된다. 필자 역시 에센셜 오일을 이용해 생후 6개월 된 딸의 태열을 치료한 적이 있다. 태열 증상과 벌레 물린 듯 피부가 빨갛게 부어오르는 증상이 자주 나타나 호호바 오일 50㎖에 로즈 오일 1방울을 잘 희석해 발라 주었더니 큰 효과가 있었다. 그러나 초보자가 어린이에게 함부로 에센셜 오일을 쓰는 것은 위험하므로 먼저 의사와 상담하는 것이 좋다.

마사지 오일

마사지 오일은 에센셜 오일과 캐리어 오일을 조합해 직접 만든다. 여기에도 기본적으로 정해진 규칙이 있는데 이것만 숙지하면 쉽고 간단하게 조합할 수 있다.

예를 들어 100㎖의 1%인 1㎖는 에센셜 오일 약 20방울에 해당한다. 따라서 100㎖의 캐리어 오일에 2% 농도의 마사지 오일을 만들려면 40방울의 에센셜 오일이 필요하다. 25㎖의 캐리어 오일에 2% 농도의 오일을 만들 때는 그의 4분의 1이므로 에센셜 오일은 10방울이 된다(일본의 아로마 테라피스트 스즈키(鈴木) 씨는 아시아인의 피부에 대하여 0.5~1.5%로 권유하고 있다).

에센셜 오일끼리 배합할 때 각각의 오일이 갖고 있는 약효나 노트의 조화를 고려해 비율을 결정한다. 예를 들어 2, 3종류의 에센셜 오일을 섞어 10방울을 만들 때는 휘발성이 높은 탑 노트(레몬 4방울)부터 미들 노트

(주니퍼베리 4방울), 베이스 노트(샌달우드 2방울)의 균형을 생각해 조합하면 시간에 따라 변화하는 향의 조화를 즐길 수 있다.

  1회에 사용하는 마사지 오일의 양은 몸 전체는 20~30ml, 얼굴과 가슴은 약 5ml, 다리와 발은 약 8ml를 기준으로 한다. 여기에서 5ml 정도의 분량은 약 2티스푼에 해당하거나 1큰술 정도로 계량한다. 단, 얼굴용 마사지 오일을 만들 때는 앞에서 말했듯이 에센셜 오일의 비율이 전체 분량의 0.5% 이하가 되도록 한다.

● 마사지 오일 만드는 법

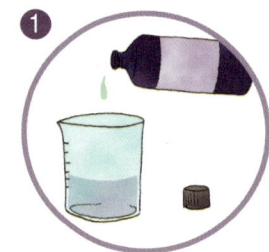

사용할 분량을 결정하고 나서 계량컵에 캐리어 오일을 넣는다. 계량컵을 사용해야 오일의 양을 정확하게 지킬 수 있다.

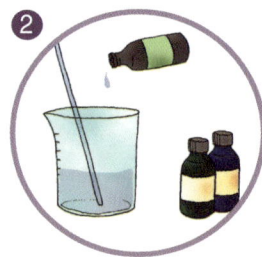

①의 계량컵에 에센셜 오일을 넣는다. 2, 3종의 오일을 조합할 경우 톱 노트 오일부터 넣어야 한다.

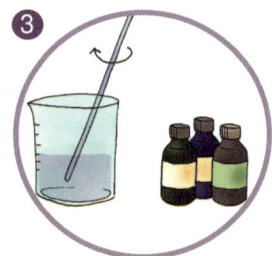

가볍게 저어 섞어 준다.

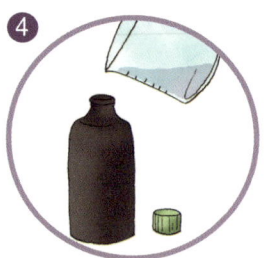

③을 차단병에 넣는다.

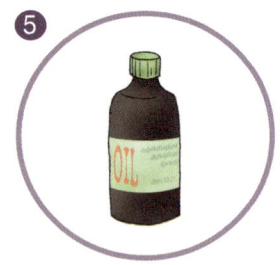

④에 라벨을 붙이고 조합한 캐리어 오일과 에센셜 오일의 이름, 만든 날짜 등을 적어 둔다.

> **마사지의 기본 테크닉**

아로마 마사지에서는 경찰법, 유념법, 진동법, 지압법을 가장 보편적으로 사용하지만, 여기에서는 참고 삼아 오일 마사지의 대표적인 테크닉을 소개한다.

마사지는 심장에서 먼 손이나 발부터 시작하는 것이 순서이다. 마사지를 하지 않는 신체 다른 부위는 타월로 감싸 체온이 내려가지 않도록 배려한다. 피부가 민감한 사람이나 어린이는 에센셜 오일을 섞지 않은 캐리어 오일만으로 마사지하되, 아로마 포트나 아로마 라이트를 이용해 향을 확산시키는 방법을 이용한다.

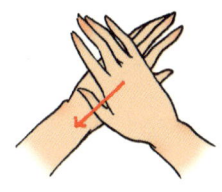

● 경찰법—가볍게 쓰다듬는다   마사지에서 가장 많이 쓰이는 방법으로, 손에 오일을 바르고 가볍게 쓰다듬으면 된다. 이 방법은 처음에는 가볍게 시작해서 조금씩 힘을 더해 가다가 마지막에 힘을 완전히 빼는 것이 요령이다.

손바닥을 피부에 밀착시키고 가볍게 심장 쪽으로 미끄러지듯 마사지한다. 조금씩 손에 힘을 주어 쓰다듬다가 마지막에는 다시 가볍게 힘을 뺀다. 이때는 손에서만 힘을 빼는 것이 아니라 어깨의 힘을 빼는 것이 요령이다. 등이나 배처럼 면적이 넓은 부분은 느긋하게 손을 움직여 혈행이나 임파액의 흐름을 좋게 하고, 몸을 따뜻하게 해주어 릴랙션 효과를 높인다.

● 강찰법—강하게 문지른다   어깨나 등, 팔 등을 마사지 할 때는 경찰법보다 조금 힘을 주어 문지른다.

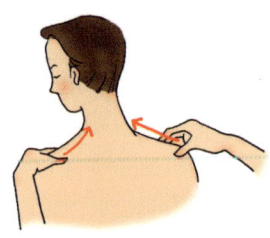

마찰법이라고도 하는데, 빨리 강하게 문질러 일시적으로 마찰열을 일으키는 방법과 천천히 강하게 문지르는 방법이 있다. 강찰법은 몸의 심부에까지 자극을 주고, 혈행을 좋게 하며 피부를 부드럽게 해준다.

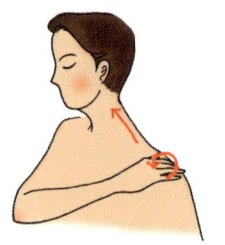

● 유념법—가볍게 주무른다   어깨나 엉덩이, 장딴지 등을 주무르는 방법이다. 엄지손가락이나 손바닥, 손가락 등으로 근육을 주물러 준다. 경직된 근육을 풀어줌으로써 노폐물을 배출시키고 신경의 긴장을 부드럽게 하는 효과가 있다.

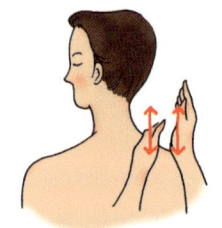

● 고타법—두드린다   어깨나 팔 등을 가볍게 두드리는 방법이다. 양손을 번갈아 두드려서 관절을 부드럽게 한다. 리듬감 있게 두드리는 것이 요령인데, 손가락을 펼치고 칼로 자르는 것 같은 동작으로 하거나 손을 둥글게 말아서 두드리는 방법이 있다. 고타법은 신경 근육에 자극을 주고 일시적으로 흥분시키는 효과가 있다.

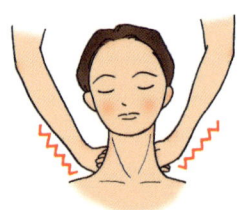

● 진동법—진동시킨다   양팔에 힘을 가해 손바닥을 진동시켜 마사지한다. 특정 부위를 집중적으로 마사지하거나 손바닥을 이동하면서 전체적으로 마사지하는 방법이 있다. 신경근의 기능을 높이고 릴랙션 효과를 가져오게 하며 긴장을 풀리게 한다.

마사지, 이런점에 주의하세요

마사지를 할 때는 점막이 있는 부분이나 그 주변(눈, 코, 입, 귀, 생식기, 항문)에 오일이 닿지 않도록 주의해야 하며, 이곳을 제외한 전체 부위는 마사지할 수 있다. 단 얼굴 마사지를 할 때는 에센셜 오일의 양이 전체 분량의 0.5%를 넘지 않도록 한다 (100ml의 0.5%는 에센셜 오일 10방울).

한 번에 몸 전체를 마사지할 필요는 없다. 스트레스가 쌓였을 때, 얼굴에 여드름이 나거나 어깨 결림, 발이 붓는 증상이 있을 때 이상이 있는 부위를 부분적으로 마사지하고, 조금씩 자기에게 맞는 마사지를 몸에 익히는 것이 중요하다.

마사지 효과를 높이려면 먼저 목욕으로 몸을 따뜻하게 해준 다음 따뜻한 방에서 하는 것이 좋다. 그리고 마사지 후에는 샤워나 목욕을 하지 않는다. 에센셜 오일의 성분은 피부를 통해 침투하기 때문에 물로 씻어내면 효과가 없어지기 때문이다. 그러나 고온 다습한 계절에는 오일 때문에 불쾌할 수도 있으므로 비누를 사용하지 말고 가볍게 씻어도 괜찮다.

마사지를 할 때는 다음과 같은 요령으로 한다.

- 안정된 분위기에서 편안한 마음으로 한다.
- 손톱을 짧게 깎는다.
- 손을 깨끗하고 따뜻하게 한다.
- 손바닥에 오일을 조금 쏟아서 다른 쪽 손으로 비비듯 문질러 따뜻하게 한 뒤 경찰법으로 바른다.
- 경찰법으로 마사지할 때는 손바닥이 항상 피부에 밀착되도록 한다.
- 마사지는 천천히, 리듬 있게 하는데 각 동작을 최저 3회까지 반복한다.
- 너무 강한 압력은 가하지 않는 것이 좋다.

> **부위별 마사지**

마사지 하면 왠지 연예인이나 특별한 사람들만 한다는 생각에 부담스러워 하는 사람들이 많다. 그러나 생각만큼 어렵거나 많은 시간이 소요되는 것은 아니고, 꼭 마사지 전문가의 손길을 빌려야만 하는 것도 아니다. 필요에 따라 간단하게 손이나 발만 마사지해도 되고, 고운 피부를 위해 얼굴 부위만 마사지할 수도 있으며, 파트너끼리 온몸을 마사지하면서 편안한 휴식을 즐길 수도 있다. 다음에 나오는 부위별 마사지 방법을 익혀 적극 활용해 보자. 간단한 레시피를 이용하여 건강한 아로마 라이프를 즐겨 보자.

● 얼굴 마사지   얼굴 마사지는 피부에 산뜻한 긴장감과 탄력을 주어 늘어지거나 주름이 생기는 것을 막아 준다. 피부 타입에 맞는 에센셜 오일과 캐리어 오일을 희석해, 손끝으로 부드럽게 마사지하면서 향기를 흡입하면 피부 탄력의 효과는 물론 정신적인 릴랙스 효과도 얻을 수 있다.
또한 얼굴 마사지는 경직된 안면 근육을 부드럽게 이완시켜 활력 있는 피부로 만들 수 있다. 또한 피부에 영양을 공급해 주고 조직을 활성화시켜 피부 저항력을 강화시키는 효과까지 볼 수 있다.
얼굴에는 혈관이나 신경, 임파선 등이 활발하게 분포되어 있는데, 이 모든 기관의 흐름은 귀 주위에 모여서 목 옆을 통과한다. 따라서 마사지를 할 때는 혈관, 신경, 근육 등의 흐름에 따라 해주어야 효과적이다. 얼굴 안쪽에서 바깥쪽으로, 아래쪽에서 위쪽으로 손끝을 부드럽게 움직이면서 마사지한다.
세안을 하고 화장수를 바른 뒤 정량의 오일을 얼굴 전체에 펴 바른다. 오일을 너무 많이 발랐다고 생각되면 목과 가슴, 팔에 나누어서 바르고 얼굴을 마사지한다. 오일이 묻은 손으로 양쪽 귀도 같이 마사지해 주면 더욱 좋다. 귀를 마사지하면 신체의 여러 기관이 자극을 받기 때문에 건강에 많은 도움이 된다. 귀에 분포되어 있는 신체 각 기관의 신경을 표시한 그림을 참조하면서 해도 되지만, 부위에 상관없이 귀 전체를 주무르듯 마사지하면 효과적이다.

마사지가 끝나면 바로 닦아내지 말고 아침까지 그대로 두어 오일의 성분이 천천히 피부에 스며 들게 하는 것이 좋다. 오일이 남아 있는 것이 싫다면 티슈 페이퍼로 가볍게 닦아낸다.

그러나 다음날 외출하기 전에는 반드시 얼굴에 남아 있는 오일을 씻어내야 한다. 피부에 묻어 있는 오일 성분이 그대로 햇빛에 노출되면 광과민성 반응을 일으키거나 기미 등 피부 트러블의 원인이 될 수 있으므로 주의한다.

마사지할 때도 오일의 희석 농도는 0.5% 이하로 한다. 특히 향이 강한 로즈 등은 보다 적은 농도로 조합한다.

- ●중성 피부 | 프랑킨센스 2방울+제라늄 2방울+자스민 1방울+라벤더 5방울+
  호호바 오일(스위트아몬드 오일) 100ml
- ●건성 피부 | 카모마일 4방울+로즈 2방울+샌달우드 4방울+
  호호바 오일(아보카도 오일) 100ml
- ●지성 피부 | 시더우드 3방울+일랑일랑 2방울+레몬 5방울+
  호호바 오일(그레이프시드 오일) 100ml
- ●민감성 피부 | 로만카모마일 5방울+네로리 3방울+라벤더 2방울+
  호호바 오일 100ml

위의 레시피 분량은 하루에 5ml 사용을 기준으로 한 것이므로 20일 정도 사용할 수 있다.

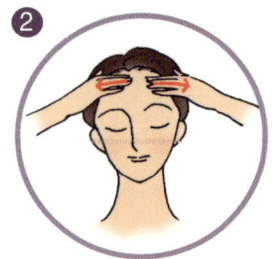

양손으로 오일을 얼굴 전체에 펴 바른다.

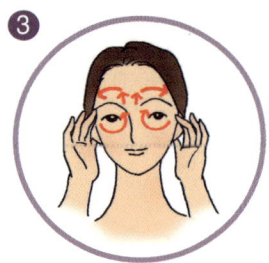

양손을 모두 사용해 이마의 중심에서부터 관자놀이까지 가볍게 쓰다듬는다(경찰법).

검지와 중지를 사용해서 눈꼬리에서 눈밑, 눈구석, 눈썹이 시작되는 아랫부분의 움푹 패인 곳까지 간다. 그 상태에서 위로 조금 잡아당긴다. 눈썹을 지나 눈꼬리까지 되돌아온다. 손가락이 눈 안쪽까지 가지 않도록 조심한다.

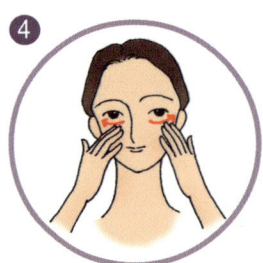

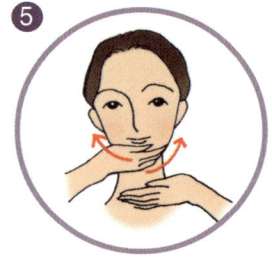

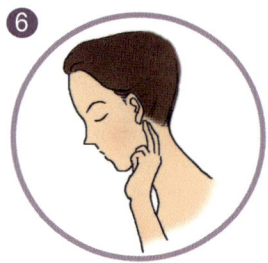

네 손가락을 사용해 광대뼈 위부터 양쪽 귀까지 천천히 부드럽게 쓰다듬는다(경찰법).

양손으로 턱 중앙에서 좌우 귀밑까지 부드럽게 쓰다듬는다(경찰법).

검지와 중지로 귀밑을 3번 누른다.

귀의 신경분포도

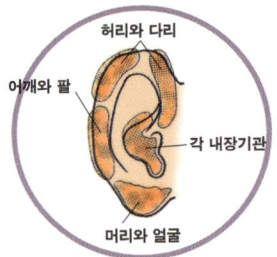

얼굴을 마사지한 다음 귀를 마사지한다. 오일은 손에 묻어 있으므로 새로 바를 필요가 없다. 오른쪽 귀는 오른손 엄지와 검지로, 왼쪽 귀는 왼손 엄지와 검지로 귀를 쥐듯이 하여 전체를 비벼 준다.

● **손과 팔 마사지**   손은 얼굴만큼이나 쉽게 눈에 띄는 부분이고, 특히 노출의 계절인 여름에는 손뿐 아니라 팔도 자주 드러내게 되므로 평소 탄력 있게 가꾸려는 사람이 많다. 손을 일컬어 또 하나의 얼굴이라고 하듯이 어떻게 관리하느냐에 따라 손이 갖는 표정도 달라질 것이다. 역시 목욕 후에 편안한 기분으로 마사지하는데 순서는 다음과 같다.

▶팔

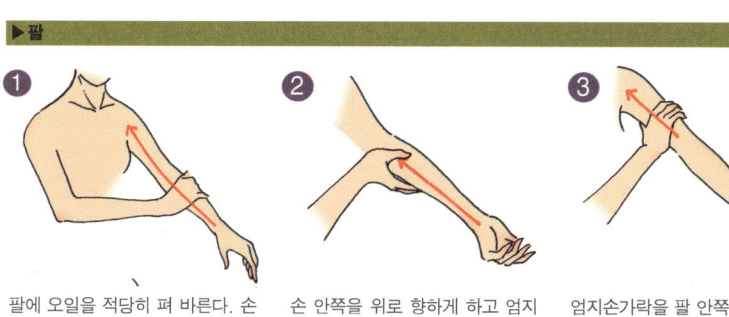

① 팔에 오일을 적당히 펴 바른다. 손바닥으로 팔 전체를 부드럽게 쓰다듬는다(경찰법).

② 손 안쪽을 위로 향하게 하고 엄지손가락만 사용해 손목부터 팔꿈치 안쪽까지 쓰다듬는다(경찰법).

③ 엄지손가락을 팔 안쪽에 넣어 약간의 힘을 준다. 팔꿈치 안쪽부터 팔의 근육까지 쓰다듬는다(경찰법). 겨드랑이 밑까지 오면 엄지손가락으로 가볍게 누른다.

④ ①을 한 번 더 반복한다

▶손

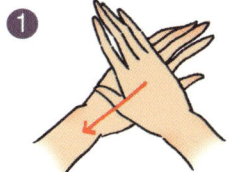 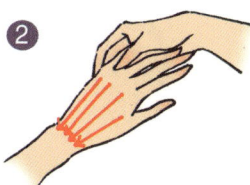 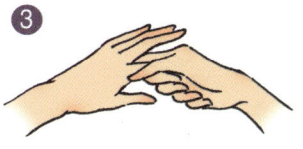

① 손바닥으로 손등을 가볍게 쓰다듬는다.

② 손가락과 손가락 사이를 마사지한다. 힘을 많이 주지 말고 엄지손가락으로 미끄러지듯이 하며 경찰법을 실시한다.

③ 엄지손가락으로 손가락을 하나씩 문지른다.

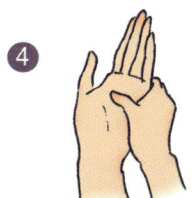

④ 엄지손가락으로 손바닥을 문지른다.   ①을 한 번 더 반복한다.

● **목과 가슴 마사지**   얼굴 마사지할 때 목과 가슴 부위에도 오일을 펴 바르고 함께 하면 효과적이다. 특히 목은 주름이 생기기 쉬운 곳이기 때문에 평상시 꾸준한 관리가 필요하다.

● 건성 피부 | 라벤더 2방울 + 샌달우드 2방울 + 제라늄 2방울 + 호호바 오일 30㎖
● 지성 피부 | 레몬 2방울 + 주니퍼베리 2방울 + 샌달우드 2방울 + 호호바 오일 30㎖
● 민감성 피부 | 라벤더 3방울 + 카모마일 3방울 + 호호바 오일 30㎖
귀, 팔과 손, 목과 가슴 부위까지 한 번 사용할 분량이다.

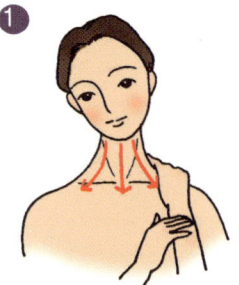
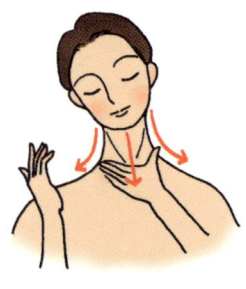

양 손바닥에 오일을 바르고 목선에서 쇄골 쪽으로 오일을 바르면서 경찰법을 실시한다.

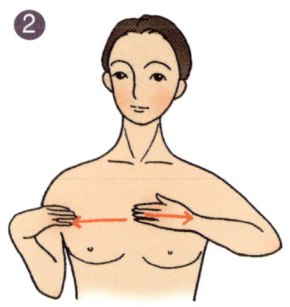

가슴 중심에서부터 임파선이 있는 오른쪽 겨드랑이 밑까지는 오른손으로, 왼쪽 겨드랑이까지는 왼손으로 마사지한다. 좌우를 교차해 가며 같은 방법으로 마사지한다.

● 유방 마사지   유방을 언제까지나 아름답게 가꾸기 위해서는 많은 노력이 필요하다. 마사지도 중요하지만 유방을 떠받치고 있는 대흉근 단련 운동을 병행하는 것이 좋다. 우선, 호르몬 밸런스를 조절하는 에센셜 오일을 이용한 마사지와 지압으로 유방에 자극을 준다. 에센셜 오일의 향기가 릴랙스 효과를 가져와 스트레스를 풀어 주면서 가슴도 풍만하게 가꿔 준다. 제라늄 오일은 호르몬 밸런스를 조절하며, 일랑일랑 오일은 마음을 평온하게 하여 호르몬 분비를 조절한다. 탄력을 잃고 처지는 유방에는 로즈마리나 주니퍼베리 오일을 이용한 마사지가 효과적이다.

● 제라늄 4방울 + 일랑일랑 3방울 + 아보카도 오일 30㎖

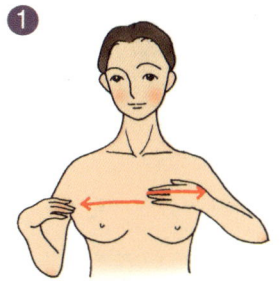

❶ 유방 부위 중심에서 양 겨드랑이 밑을 향해 좌우 교차해가며 경찰법을 실시한다(목과 가슴 마사지의 2번과 같다).

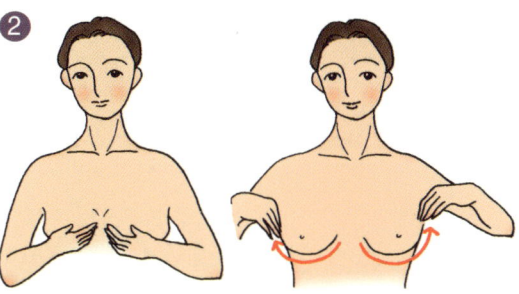

❷ 양손을 유방 밑에 놓고 유방을 들어올리는 것처럼 하면서 유방 선을 따라 겨드랑이 밑까지 경찰법을 실시한다.

①번을 반복한다.

가볍게 할 수 있는 대흉근 운동

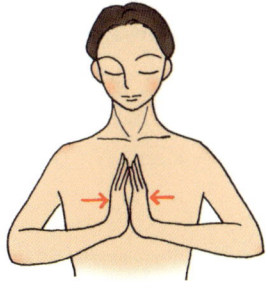

양손을 모아서 합장하는 자세를 취한다. 양손에 힘을 주어 열까지 센 다음 힘을 뺀다. 이 동작을 10~20회 반복한다.

오일의 블랜딩 법칙

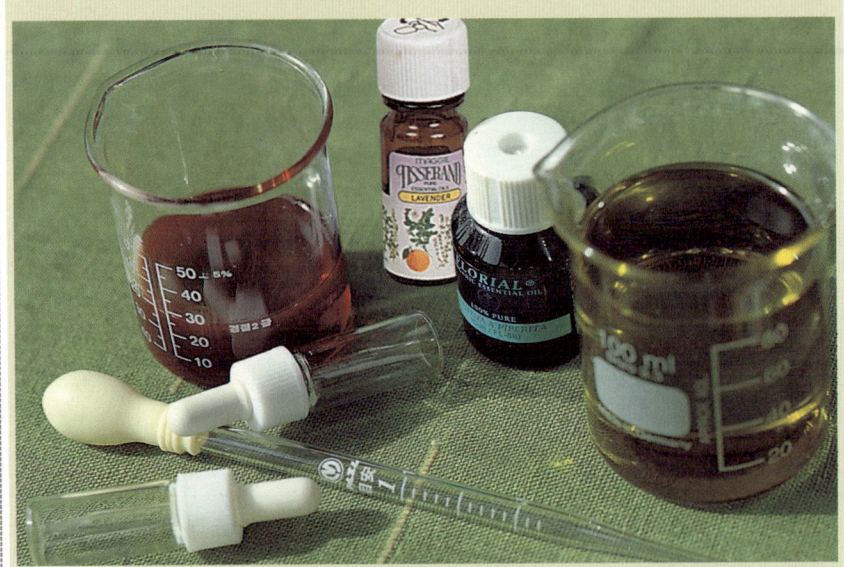

자연계에는 수백 종류에 이르는 에센셜 오일이 있다. 가장 일반적인 오일은 라벤더, 유칼리, 레몬, 베르가못, 시더우드, 일랑일랑 등 50~80 종류이고 특별하게 사용되는 것으로 시스터스, 에버래스팅, 러비지, 레몬밤(멜리사) 등이 있다.

에센셜 오일은 단품으로 쓰는 것보다 조합에 따라 끝없이 다양한 종류가 만들어진다. 오일과 오일의 혼합을 통해 장점을 배가시키고 약점은 보완할 수 있다. 따라서 에센셜 오일과 캐리어 오일을 조합하는 것도, 아로마 라이프에서 매우 중요한 부분이다. 뿐만 아니라 오일 배합은 아로마 라이프의 창조적인 부분이자 하나의 기술이다. 기술이 모두 그렇듯이 여기에는 실천과 직관과의 균형이 필요하다. 물론 기본적인 원칙은 몇 가지 있다. 그러나 적절한 직관력이 없다면 최적의 혼합 비율을 맞추기가 어렵다.

에센셜 오일을 조합할 경우에 계량컵은 유리 제품으로 준비하고, 오일 성분에 용해되지 않는 실리콘 수지의 스포이드를 준비해야 한다. 사용한 다음에는 반드시 순도 높은 천연 에탄올로 깨끗하게 씻어 둔다.

마사지해서는 안 되는 경우

마사지를 받으면 근육이 활발하게 움직이면서 혈액 순환이 촉진되기 때문에, 마사지도 일종의 운동이라고 할 수 있다. 따라서 마사지를 해주면 건강이나 미용에 많은 도움이 되지만, 컨디션이 좋지 않을 때 운동을 삼가는 것과 마찬가지로 기운이 없거나 병이 났을 때는 마사지를 하지 않는 것이 좋다. 특히 다음과 같은 증상이 있을 때는 마사지를 하지 말아야 한다.

- 열이 있을 때나 마사지 부위에 상처가 있어 감염이 우려될 때
- 외상이나 타박상, 피부 염증이 있을 때
- 수술 후 6개월이 지나지 않았을 때
- 심장을 비롯한 순환기계 질환이 있을 때(고혈압, 혈전증, 정맥류 등)
- 호르몬계(내분비계) 질환이 있을 때
- 심각한 호흡기계 질환이 있을 때
- 임산부나 심한 당뇨병 · 간질병 환자
- 기본적으로 7세 미만 어린이에게는 마사지를 금하며, 7~14세의 어린이는 0.5% 농도나 어른의 1/3 분량으로 희석하여 사용한다.
- 병원에서 처방한 약을 복용중이거나 치료를 목적으로 시술중일 때 역시 마사지를 하지 말아야 한다.

● **어깨 마사지**   어깨는 스트레스에 의한 긴장으로 단단하게 뭉치기 쉬운 부분이다. 어깨 마사지는 혼자서도 할 수 있지만 마사지는 파트너와 함께 하면 더욱 효과적이다. 엄지손가락에 적당한 힘을 주어 문질러 주는 것이 요령인데, 혼자 하는 방법과 파트너와 함께 하는 방법을 소개한다.

● 로즈마리 4방울+레몬 3방울+호호바 오일 30㎖

▶ **혼자서 하는 경우**

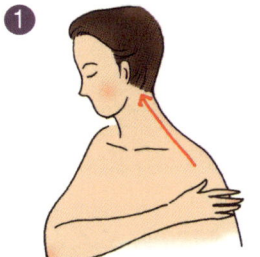 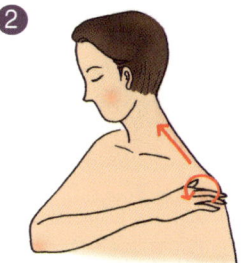 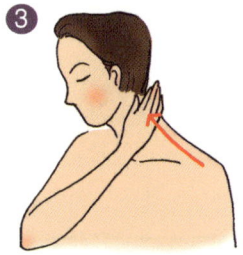

① 손가락 앞쪽에 조금 힘을 주어 어깻죽지부터 목을 지나 귀밑까지 경찰법으로 마사지한다. 반대쪽 어깨도 같은 방법으로 한다.

② 통증이 느껴지는 부위가 있으면 네 손가락으로 원을 그리듯 비비면서 푼다.

③ ①의 경찰법을 실시한다.

▶ **파트너와 하는 경우**

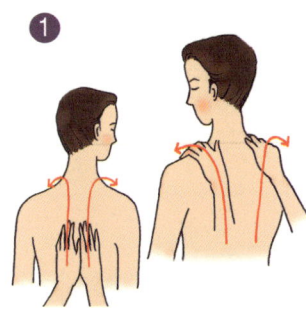 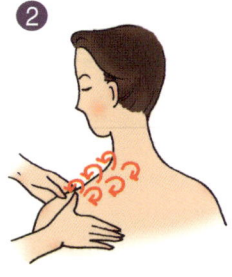 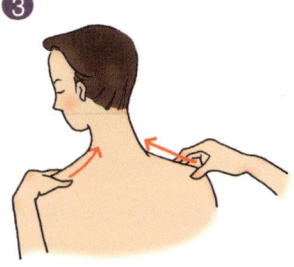

① 등의 날갯죽지 부분에 양손을 올려놓고 그대로 위로 이동하면서 어깨 전체를 경찰법으로 마사지한다.

② 어깨로부터 직각이 되는 위치에서 엄지손가락을 너무 세우지 말고 손가락을 빙그르르 돌리는 듯한 느낌으로 좌우 교대로 비벼 풀어 준다.

③ 어깻죽지에서부터 목 뒤의 선까지 엄지손가락으로 조금 강하게 문질러 준다.

①을 반복한다.

● 등 마사지   등은 어깨와 마찬가지로 스트레스에 의해 근육이 뭉치기 쉬운 곳이다. 부드럽게 리듬에 맞춰 마사지해 주면 릴랙션 효과를 높일 수 있다. 어깨는 비벼서 문지르거나 두드려 주지만, 등 마사지는 강한 힘을 주지 않고 부드럽게 흐르는 듯한 느낌으로 반복하는 것이 포인트이다.

등 마사지는 혼자 할 수 없기 때문에 파트너와 함께 한다. 오일이 다른 것에 묻지 않도록 반드시 타월을 깔고, 마사지할 부분 외에는 타월로 덮어 체온이 내려가지 않도록 배려한다.

● 로즈마리 4방울 + 레몬 3방울 + 호호바 오일 30㎖

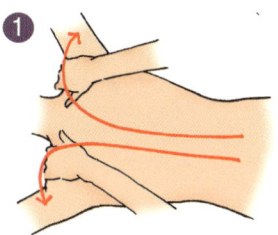

① 양손을 허리쯤에 놓고 위로 이동한다. 어깻죽지를 감싸안으며 겨드랑이 밑까지 흐르듯 내려갔다가 다시 처음의 위치로 돌아온다.

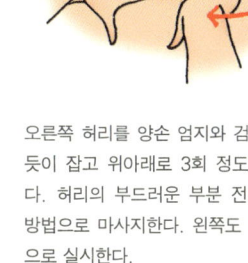

② 오른쪽 허리를 양손 엄지와 검지로 끼우듯이 잡고 위아래로 3회 정도 마사지한다. 허리의 부드러운 부분 전체를 같은 방법으로 마사지한다. 왼쪽도 같은 방법으로 실시한다.

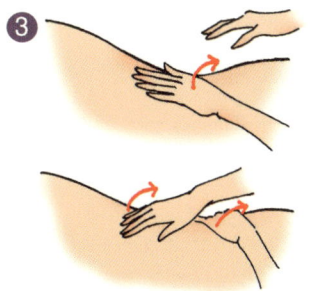

③ 양손을 교대로 사용하면서 오른쪽 허리부터 겨드랑이까지 옆으로 쓰다듬으며 3, 4회 마사지한다. 왼쪽도 같은 방법으로 한다.

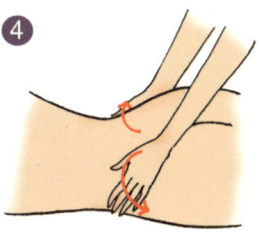

④ 양 손바닥으로 둔부 위쪽 장골(허리 부분을 이루는 뼈의 하나)의 각도를 따라 문지르면서 겨드랑이 밑까지 올라가며 마사지한다.

①을 반복한다.

● **엉덩이 마사지**   엉덩이는 마사지에서 거의 제외되는 부위이지만, 목욕하면서 간단하게 할 수 있고 지속적으로 하면 탄력 있는 엉덩이를 가꿀 수 있으므로 가벼운 마음으로 시도해 보자. 엉덩이가 처진 사람들은 마사지와 함께 근육 운동을 해주면 더욱 효과적이다.

● 주니퍼베리 2방울 + 레몬 2방울 + 로즈마리 3방울 + 호호바 오일 30㎖

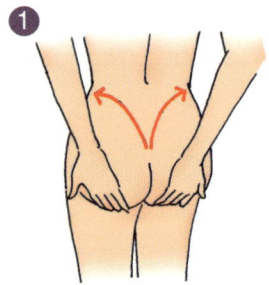

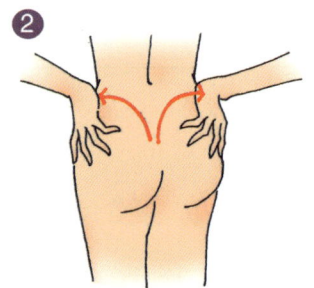

다리를 어깨 너비로 벌린다. 양손으로 엉덩이를 잡는 듯한 느낌으로 부드럽게 쓰다듬으며 허리 쪽으로 올라간다.

장골을 따라 흐르듯 부드럽게 마사지한다. 이 동작을 10회 정도 반복한다.

힙업 체조

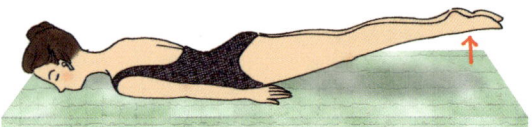

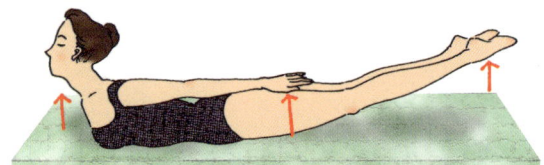

엎드린 자세에서 두 발을 가지런히 모은다. 그대로 천천히 30~40㎝을 들어 올린다. 5초 동안 정지한 후 발을 내려준다. 이 동작을 10회 반복한다. 이것이 익숙해지면 양쪽 발을 들면서 상체를 일으켜 젖힌다. 이때 두 팔도 함께 올린다. 5초 동안 정지하고 원위치로 돌아오는 동작을 10회 반복한다.

● 배 마사지   명치 근처는 감정과 매우 깊은 관계가 있다. 그 부분을 시계 반대 방향으로 부드럽게 마사지하면 흥분해 있는 신경을 진정시킬 수 있다. 그보다 아래쪽 장이 있는 부위를 시계 방향으로 부드럽게 어루만지면 장 기능이 자극을 받아 변비를 해결하는 데 도움이 된다. 그러나 배는 많은 내장 기관이 모여 있는 부위이므로 필요 이상으로 강한 힘을 가하지 않는 것이 좋다.

●라벤더 3방울+카모마일 2방울+제라늄 2방울+호호바 오일 30㎖

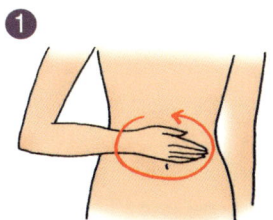

① 명치 근처에 손바닥을 대고 시계 반대 방향으로 천천히 돌리면서 가볍게 문지른다.

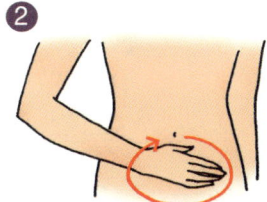

② 배꼽 밑에 손바닥을 대고 시계 방향으로 천천히 가볍게 문지른다.

● 다리 마사지　　다리는 부종이나 근육통 등의 육체적 피로가 쉽게 나타나는 곳이지만 그만큼 마사지 효과도 큰 부위이다. 혼자서도 간단하게 할 수 있지만, 파트너와 함께 하면 더 효과적이다.

●라벤더 3방울＋주니퍼베리 2방울＋샌달우드 2방울＋호호바 오일 30㎖

▶혼자서 하는 경우

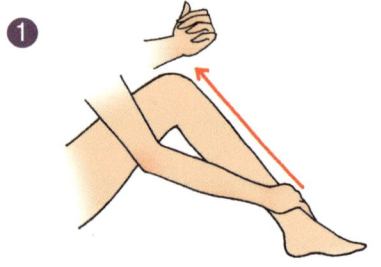

❶ 무릎을 조금 구부린 자세에서 발목부터 무릎까지 경찰법을 실시한다.

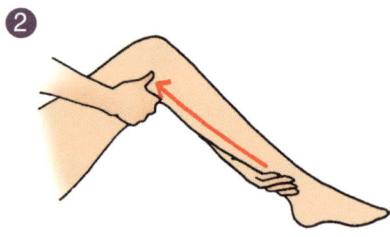

❷ 손바닥 전체로 발목부터 무릎 뒤까지의 장딴지를 경찰법으로 마사지한다.

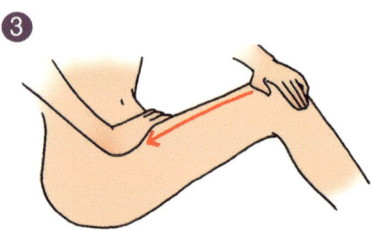

❸ 무릎 위에서 허벅지 끝까지 경찰법을 실시한다.

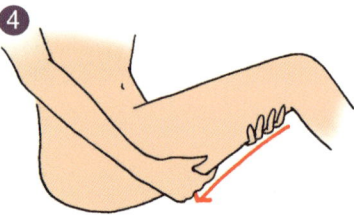

❹ 같은 방법으로 안쪽 허벅지를 마사지한다.

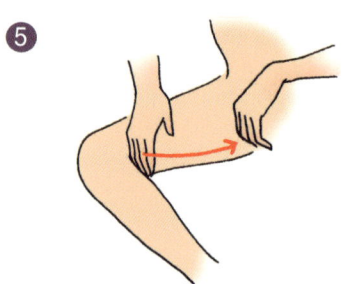

❺ 다리를 옆으로 눕히고 무릎에서 허벅지 끝까지 허벅지 안쪽을 경찰법으로 마사지한다.

▶ 파트너와 하는 경우

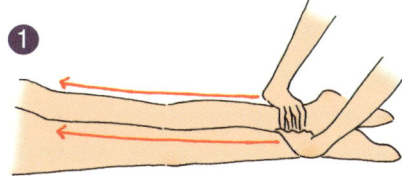

① 양쪽 발목에 손바닥을 밀착시키고 허벅지 근육까지 경찰법으로 마사지한다. 무릎 안쪽을 마사지할 때는 손에 힘을 주지 말아야 하며, 허벅지에서 발목으로 돌아올 때도 손의 힘을 뺀다.

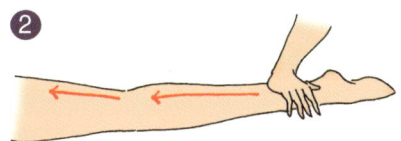

② 엄지손가락 밑의 부풀어오른 손바닥을 사용해서 한쪽 다리씩 마사지한다. 발목에서 무릎까지, 무릎에서 허벅지까지의 순서로 경찰법을 실시한다.

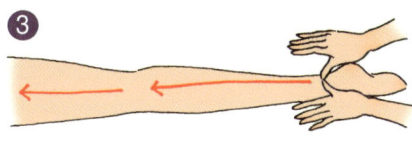

③ 양 엄지손가락을 나란히 해서 손가락의 볼록한 부분으로 발목에서 무릎까지, 무릎에서 허벅지까지 경찰법을 실시한다.

①을 반복한다.

● 발 마사지   발 마사지의 포인트는 발바닥 안쪽이다. 발바닥에는 신체의 모든 기관에 반사하는 부위가 분포되어 있어서, 그것을 자극하면 내장 기능을 좋게 한다고 알려져 있다. 이것을 반사요법이라고 하는데, 그림으로 작성한 반사 포인트 표를 보면서 발바닥 전체를 문질러 풀어 준다. 발바닥은 혼자서도 할 수 있지만 파트너와 함께 하면 더 큰 효과를 얻을 수 있다. 마사지를 하는 사람은 반듯하게 누운 파트너의 발을 자신의 가슴과 배 사이에 올려 놓고 발바닥과 마주보는 자세를 취한다.

● 페퍼민트 3방울 + 사이프러스 2방울 + 클라리세이지 2방울 + 호호바 오일 30㎖

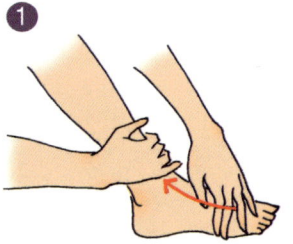

❶ 손바닥을 이용해 발등부터 마사지한다. 발가락 끝에서 시작해 발목을 향해 경찰법을 실시한다.

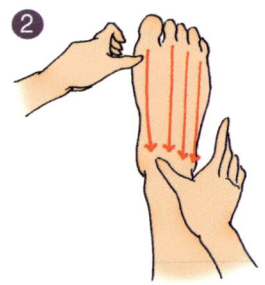

❷ 발가락과 발가락 사이를 엄지손가락으로 문지르며 발목을 향해 미끄러지듯 마사지한다. 이때 손가락에 힘을 주지 않는다.

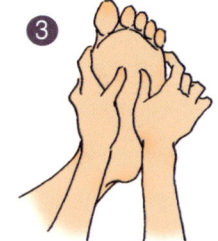

❸ 무릎을 누이고 발바닥 전체를 양손 엄지손가락으로 문지른다.

발바닥 반사 포인트

발바닥 반사요법은 '마음과 신체의 밸런스'라고 할 수 있다. 에너지의 흐름을 좋게 하는 테크닉으로, 아로마테라피 이론과 상통한다고 할 수 있다. 발바닥 전체에 오일을 바르고, 그림의 반사요법을 참고하면서 심장에서 먼곳인 오른발부터 문질러간다.

1. 엄지발가락부터 순서대로 발가락을 전부 문지른다.
2. 발바닥 중 눈, 귀에 해당하는 부분을 문지른다.
3. 심장 부분을 문지른다.
4. 어깨 부분을 문지른다.
5. 위장 부분을 문지른다.
6. 위장부에서 방광부까지 경찰법을 실시한다.
7. 대장부를 문지르고, 그대로 왼쪽발의 대장부로 옮겨 같은 모양으로 문지른다.
8. 오른쪽 발로 돌아와서 대장부에서 밑의 미골(尾骨), 허리 뒷부분을 문지른다.
9. 왼발을 같은 순서로 문지른다.

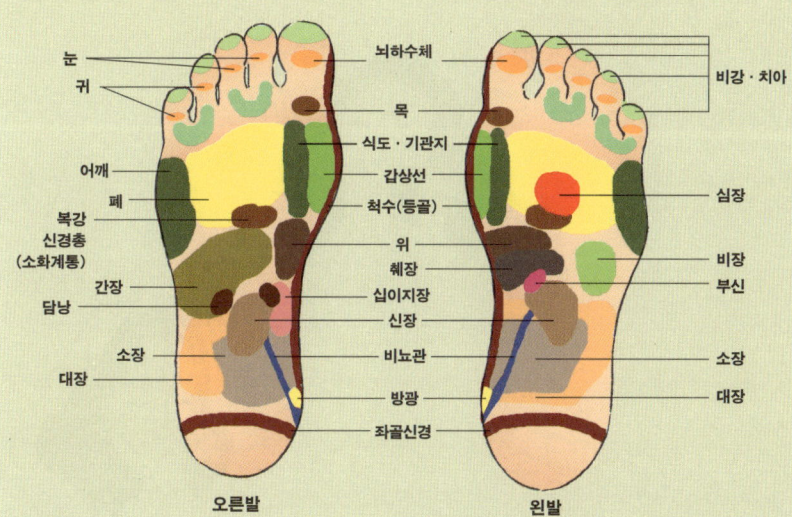

발바닥에는 몸의 각 기관에 대응하는 반사구가 있는데, 몸의 오른쪽 반은 오른발, 왼쪽 반은 왼발에 반사하고 있다. 머리 부분은 반대쪽 발이 서로 반사하는데, 오른쪽 머리 부분은 왼발이, 왼쪽 머리 부분은 오른발에서 반사한다. 마사지를 할 때는 한쪽 발을 5~10분 정도 비벼 주거나 지압을 한다.

● 두피 마사지   두피에도 긴장 상태는 나타난다. 마사지를 통해 딱딱한 긴장 상태를 풀어 주면 혈행이나 임파의 흐름이 한결 부드러워진다. 정신적인 피로를 느끼다든지 두통이 있을 때 하면 특히 효과가 있다. 두피 마사지는 오일을 사용하지 않고 할 수도 있다. 혼자서 할 경우 좀더 쉽게 하려면 앉은 자세로 정수리, 즉 백회를 누를 때에 머리를 조금 앞으로 내밀면 된다.

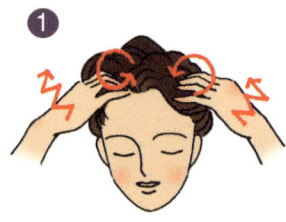

❶ 양 손가락을 모두 세워서 오른손은 오른쪽 머리에, 왼손은 왼쪽 머리에 놓는다. 손끝의 볼록한 부분을 이용해 원을 그리면서 부분적으로 이동한다. 두피를 움직이는 느낌으로 머리 전체를 마사지한다. 손톱은 세우지 말고 손가락 사이를 조금 벌려 머리카락을 끼우고 주먹을 쥐어 두피에 밀착시킨다. 그대로 원을 그리면서 마사지한다.

❷ 같은 요령으로 손가락을 빠르게 상하로 움직이면서 두피 표면에 마찰열을 일으킨다. 부분적으로 이동하면서 머리 전체를 마사지한다.

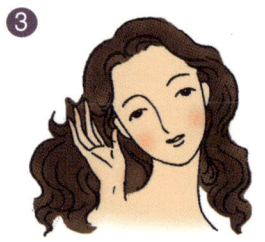

❸ 양손으로 머리카락을 잡고 천천히 잡아 올린다.

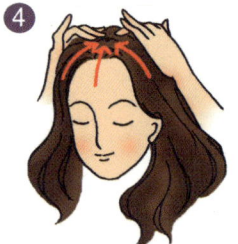

❹ 백회(정수리)를 누른다. 검지손가락으로 방사선으로 3회 정도 백회를 향해 되풀이한다.

●●● Chapter 3 미용을 위한 아로마테라피

에센셜 오일은 보습·수렴·항산화 작용(노화 방지)을

하기 때문에 피부 노폐물과 죽은 세포를 배출시키는 데

탁월한 효과를 발휘한다. 또 새로운 세포 형성을 도와 주고

릴랙스 효과를 가져와 신진대사가 원활해지며, 체내에 흡수된

산소나 영양소를 활발하게 운반하는 등 상승 효과를

기대할 수 있다.

자신의 피부 타입에 맞는 에센셜 오일을 이용해 화장품을

만들어 쓰면 여러 가지 피부 트러블을 예방하거나 개선하는 데

도움이 된다. 또 자신이 좋아하는 향을 맘껏 즐길 수 있으며,

방부제나 기타 첨가물을 사용하지 않으므로

안심하고 사용할 수 있다.

클렌징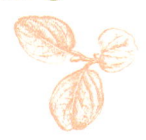

●●● 익히 알고 있듯, 화장은 하는 것 보다 지우는 것이 더 중요하다. 메이크업의 잔여물이 남아 있지 않도록 깨끗하게 지우면서도 피부 자극은 최대한 줄여 주는 클렌징 오일, 생각보다 쉽고 간단하게 만들 수 있다.

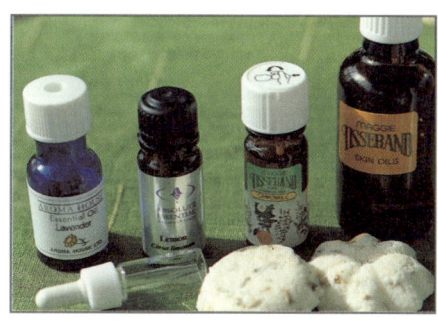

메이크업을 지우는 데는 캐리어 오일인 호호바 오일이 좋다. 부드럽게 닦이고 피부 자극도 적으므로 한 병 준비해 두면 유용하게 쓸 수 있다. 호호바만으로 부족하다고 생각되면 라벤더, 카모마일, 레몬 오일을 섞어서 사용한다. 이렇게 만든 오일은 마사지 오일이나 바디 오일로도 사용할 수 있다.

클렌징 오일로 메이크업을 지운 뒤에는 비누로 꼼꼼하게 세안한다. 오트밀(귀리가루)이나 브랜(밀기울)에 허브 파우더를 섞어 스크럽 세안을 해도 좋다. 스크럽은 오래된 각질을 제거하고 수분을 공급해 주는 이점이 있다.

평소 메이크업을 진하게 하는 편이라면 클렌징 로션으로 한 번 더 닦아낸 뒤 세안한다.

● 클렌징 오일 ●

- 건성 피부 | 프랑킨센스 2방울 + 샌달우드 1방울 + 제라늄 1방울 + 호호바 오일 30㎖
- 지성 피부 | 레몬 2방울 + 주니퍼베리 1방울 + 샌달우드 1방울 + 호호바 오일 30㎖
- 민감성 피부 | 라벤더 2방울 + 카모마일 2방울 + 호호바 오일 30㎖
- 중성 피부 | 라벤더 2방울 + 카모마일 1방울 + 레몬 1방울 + 호호바 오일 30㎖

캐리어 오일인 호호바 오일을 기본으로 하고, 자신의 피부 타입에 맞는 에센셜 오일 2, 3종을 넣어 잘 섞어 준다. 이렇게 만든 클렌징 오일은 2주일 이내에 사용해야 한다.

● 클렌징 로션 ●

- 비왁스(밀랍) 25g, 코코아버터 25g, 스위트아몬드 오일 20㎖, 카모마일 우려낸 물 4큰술

냄비에 물을 붓고 따뜻하게 데운다. 그릇에 비왁스를 넣고 냄비 안에 담가 중탕으로 녹인다. 여기에 코코아버터를 넣고 잘 저어 녹인 다음 스위트아몬드 오일과 카모마일 우려낸 물을 넣고 잘 젓는다. 로션이 완성되면 마개 있는 병에 담아 두고 흔들어서 사용한다

● 클렌징 허브 비누 ●

에센셜 오일이나 허브를 이용하여 만든 비누는 은은한 향을 즐길 수 있을 뿐 아니라 미용 효과가 높다. 누구나 간단하게 만들 수 있다는 것도 큰 장점이다. 비누의 재료로는 향이 좋은 에센셜 오일이나 피부에 좋은 허브가 많이 쓰인다. 특히 로만카모마일, 제라늄, 라벤더, 네롤리, 로즈 등이 비누의 재료로 인기가 많다. 이들 재료로 만든 비누는 알레르기성 피부나 민감

성 피부에도 안심하고 사용할 수 있다.

지성 피부나 여드름 피부에는 라벤더 비누가 적합하고, 민감성 피부나 건성 피부에는 로만카모마일이나 네롤리를 이용해 만든 비누가 좋다. 피부가 거무칙칙하다거나 기미가 있어 고민인 사람은 로즈나 샌달우드로 비누를 만들어 쓰면 효과를 볼 수 있다. 비누를 만들 때는 이들 에센셜 오일 외에 오트밀이나 브랜을 섞기도 하고 라벤더 꽃 등을 갈아 넣어 만들기도 한다.

올리브 벌꿀 비누

● 카스틸 비누 6큰술(깎은 것) + 올리브 오일 1작은술 + 꿀 2작은술

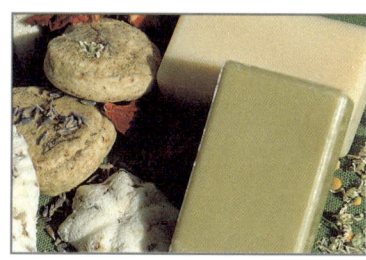

카스틸 비누 깎은 것을 그릇에 담는다. 다른 냄비에 물을 붓고 따뜻하게 데운 뒤 카스틸 비누를 담은 그릇을 냄비에 담가 중탕으로 녹인다. 비누가 녹기 시작하면 올리브 오일을 조금씩 넣고 잘 섞는다. 마지막에 꿀을 넣은 다음 원하는 모양의 틀에 랩을 깔고 붓는다. 비누가 완전히 굳을 때까지 그늘에 둔다. 향료를 전혀 넣지 않아 순한 벌꿀 비누는 건성 피부나 민감성 피부에 좋다.

라벤더 비누

● 무향료 비누 300g + 라벤더 2방울 + 라벤더 꽃(말린 것) 10g + 벌꿀 약간

냄비에 300cc의 물과 라벤더 꽃을 넣고 약한 불로 30분 정도 끓인 후에 거른다. 여기에 벌꿀을 넣고 섞는다. 무향료 비누(깎은 것)를 그릇에 넣고 미리 걸러낸 라벤더 침출액을 2~3회에 나누어 넣는다. 랩으로 감싼 방망이로 말랑말랑해질 때까지 반죽하면서 라벤더 오일을 섞는다. 원하는 모양의 틀에

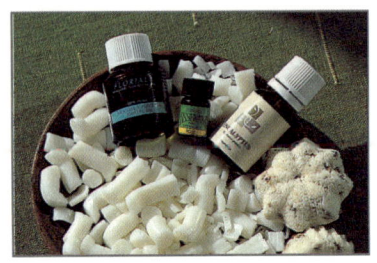

랩을 깔고 반죽된 비누를 넣고 모양을 만든 후 랩을 벗기고 통풍이 잘 되는 그늘에서 말린다. 대개 1주일 정도 말리면 되는데 말릴 때 잊지 말고 비누의 위 아래를 뒤집어 준다.

피부 타입별 에센셜 오일

에센셜 오일을 이용한 피부 관리에 어느 정도 자신이 생기면 피부 타입이나 트러블에 따라 보다 섬세하게 오일을 선택해 사용한다. 다음에 소개한 오일은 클렌징, 스팀, 습포, 로션, 팩, 마사지 등에 이용할 때 참고로 하면 된다. 오일은 특히 얼굴에 사용할 때 과용해선 안 되며, 사용중 트러블이 생기면 더 이상 쓰지 말아야 한다.

- 모든 피부 | 카모마일, 캐롯시드, 제라늄, 라벤더, 레몬, 일랑일랑
- 중성 피부 | 프랑킨센스, 자스민, 로즈우드, 클라리세이지, 제라늄, 라벤더, 일랑일랑, 네로리, 로즈, 로만카모마일
- 건성 피부 | 페퍼민트, 클라리세이지, 베티버, 샌달우드, 로즈, 팔마로사, 캐롯시드, 제라늄, 네로리, 프랑킨센스
- 지성 피부 | 라벤더, 일랑일랑, 로즈마리, 레몬, 제라늄, 바질, 프랑킨센스, 시더우드, 주니퍼베리, 캠퍼, 사이프러스, 자스민, 로즈, 네로리
- 복합성 피부 | 카모마일, 제라늄, 라벤더, 로즈, 네로리, 팔마로사, 로즈우드, 일랑일랑
- 민감한 피부 | 카모마일, 네로리, 라벤더, 로즈, 로즈우드
- 여드름피부 | 카유푸트, 베르가못, 유찰리, 주니퍼베리, 라벤더, 티트리, 팔마로사, 니아울리
- 노화 방지 | 로즈우드, 로즈마리, 카모마일, 시더우드, 제라늄, 라벤더, 몰약, 캐롯시드, 벤조인
- 주름 개선 | 펜넬, 팔마로사, 프랑킨센스, 레몬, 몰약, 패츌리, 클라리세이지, 캐롯시드
- 트러블이 잦은피부 | 카모마일, 클라리세이지, 제라늄, 라벤더, 레몬, 몰약, 패츌리, 캐롯시드
- 습진이 생기는 피부 | 로즈, 시더우드, 카모마일, 라벤더, 패츌리
- 과잉 피지 분비 억제 | 베르가못, 라벤더, 사이프러스, 패츌리

스팀과 습포

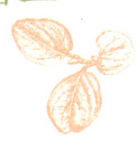

●●● 모공 속의 노폐물까지 시원하게 닦아내는 두 가지 방법. 에센셜 오일의 향 분자가 피부를 맑고 투명하게 가꾸어 준다.

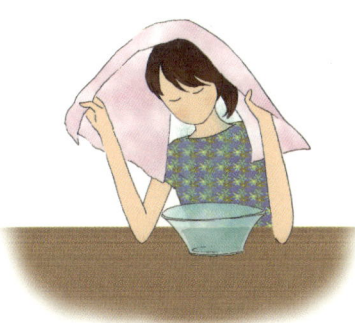

스팀과 습포는 수증기와 향을 쐬어 모공을 열어 줌으로써, 세안으로 제거할 수 없었던 피부 깊숙한 곳의 노폐물을 제거하기 위한 미용법이다.

　스팀은 오일을 코로 직접 들이마시게 되므로 오일을 적게 넣어야 한다. 세면기에 따뜻한 물을 붓고 너무 뜨겁지 않게 하여 에센셜 오일을 2방울 정도 떨어뜨린다. 중간에 식으면 뜨거운 물을 보충하여 5~10분 정도 얼굴에 수증기를 쐰다. 이때 수증기가 새어나가지 않도록 머리에 타월을 쓰고 눈은 반드시 감는다. 스팀은 세안 후 주 1회 정도 하고 피부가 약한 사람은 시간을 짧게 한다. 향을 강하게 흡입하므로 자신이 좋아하는 향을 고르는 것이 무엇보다 중요하다. 때때로 입을 반쯤 열어 호흡을 하면 입이나 코가 말끔해지므로 감기가 걸렸을 때도 효과가 있다.

 습포는 오일을 직접 쐬는 스팀에 비해 강도가 낮은 방법이므로 오일의 양을 그보다 많이 해야 원하는 효과를 얻을 수 있다. 세면기에 뜨거운 물을 붓고 오일을 3~4방울 떨어뜨린다. 이 물에 수건을 적셔 짜서 얼굴에 5분 정도 올려놓는다. 이것을 두세 번 반복한다.

 허브를 이용하는 방법도 있다. 네틀, 로즈, 야로 5~10g을 허브 주머니에 담아 세면기에 넣고 뜨거운 물을 부어 5~10분 우려낸 뒤 스팀한다. 또는 우려낸 물에 수건을 적셔 습포해도 좋다. 스팀이나 습포를 한 뒤에는 차가운 물로 세안해 모공을 수축시킨다.

스킨 로션

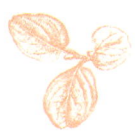

●●● 세상에 하나밖에 없는, 내 피부에 딱 맞는 화장품. 방부제도 없고 트러블도 없다.

직접 만들어 쓰는 스킨 로션은 에센셜 오일의 향과 호호바 오일의 영양분이 조화를 이루어 사용감이 매우 부드럽다. 클렌징 후 닦아내거나 메이크업 전의 수렴용으로 안심하고 사용할 수 있다.

스킨 로션을 만들 때 건성 피부나 민감성 피부, 노화가 진행중인 피부는 에센셜 오일을 1방울 줄여 피부 자극을 막는다. 반면 지성 피부는 유분이 많으므로 호호바 오일의 양을 1㎖ 줄여서 만드는 것이 좋다.

스킨 로션은 아침저녁으로 세안 후 사용하는데, 잘 섞이도록 충분히 흔들어준 다음 화장솜에 듬뿍 묻혀서 두드려 준다. 방부제가 들어 있지 않으므로 냉장고에 보관해야 하며, 만든 지 2주일 이내에 사용해야 한다.

- ●중성 피부 | 에센셜 오일 2방울 + 정제수 98㎖ + 호호바 오일 2㎖
- ●건성 피부 | 에센셜 오일 1방울 + 정제수 98㎖ + 호호바 오일 2㎖
- ●지성 피부 | 에센셜 오일 2방울 + 정제수 98㎖ + 호호바 오일 1㎖

플로럴 워터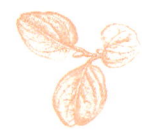

●●● 에센셜 오일보다 순하고 부드럽다. 직접 만들어 쓰는 방법도 있지만 제품으로 나와 있는 것을 이용해도 좋다.

Chapter
3

수증기 증류법으로 허브에서 에센셜 오일을 추출할 때, 오일과 분리되어 나오는 증류액이 플로럴 워터이다. 이 증류액을 여러 차례 재증류하면 최상의 플로럴 워터가 만들어진다.

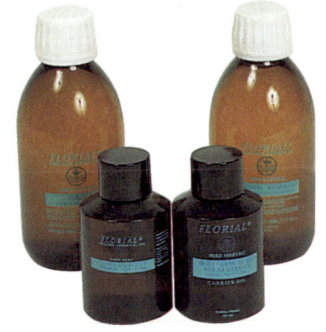

플로럴 워터에는 허브의 수용성 활성 성분과 이온화한 오일 성분이 소량 들어 있는데, 보통 1 l 당 0.2g 정도 들어 있기 때문에 화장수로 사용했을 때 피부 자극이 거의 없다. 옛날부터 스킨 케어나 상처를 소독하고 치료하는 데 쓰여 왔으며, 에센셜 오일에 비해 자극이 적고 사용감도 부드러워 스킨 로션 대용으로 각광받았다.

플로럴 워터를 직접 만들어서 쓸 때는 1주일 분량만 만들어 사용하는 것이 안전하다.

● 라벤더 워터 ●

피부의 신진대사를 촉진시키는 효과가 있다. 스트레스에 의한 피지의 과잉 분비를 억제하므로 여드름이나 뾰루지 등에도 효과적이다. 중성 피부나 지성 피부, 트러블이 있는 피부에 적합하다. 햇볕에 그을렸거나 가벼운 화상, 상처 등의 염증을 가라앉히고 재생시키는 기능도 한다.

● 로즈 워터 ●

피지 분비를 조절하는 능력이 뛰어나 지성 피부의 과잉 피지를 억제하고, 건성 피부의 피지 분비를 촉진한다. 로즈 워터를 충분히 적신 화장솜으로 T존 부위를 잘 두드려 주면 화장이 잘 받는다. 수렴 작용을 하는 탄닌이 포함되어 있어 피부를 탄력 있게 해주고, 눈 밑이 늘어졌거나 부은 눈에 습포하면 효과를 볼 수 있다.

● 로만카모마일 워터 ●

보습 효과가 뛰어나 건성 피부나 민감성 피부, 트러블이 있는 피부에 매우 효과적이다. 소염이나 진통 작용이 뛰어나고 건조에 의한 가려움증을 완화시키며, 트러블을 일으키기 쉬운 불안정한 피부나 알레르기 증상에도 효과적이다. 거칠어진 피부, 눈의 피로, 건조한 눈에는 로만카모마일 워터로 10분 정도 습포하면 증상이 개선된다.

　국화과 식물에 알레르기를 일으키는 체질도 있으므로, 사용하다가 이상이 생기면 즉시 중지해야 한다.

● 네로리(오렌지 플라워) 워터 ●

네로리 워터는 피부 세포의 성장을 촉진하고 피부를 재생시키는 효과가 있어 건성 피부나 칙칙한 피부, 노화가 시작된 피부에 좋다. 모공의 노폐물을 제거하고 탄력 잃은 피부를 탱탱하게 하며 미백 효과도 기대할 수 있다. 주름이 생기기 쉬운 목이나 각질로 거칠어진 팔꿈치에도 발라 주면 좋다.

● 로즈마리 워터 ●

강한 수렴 작용을 하므로 지성 피부나 노화한 피부, 면도를 자주 하는 남성들의 화장수로도 좋다. 피부에 탄력을 주는 로즈마리 워터는 T존 부위나 여드름, 늘어지거나 부어오른 피부에도 효과적인데, '젊음을 돌려 주는 물'이라고 전해져 셰이프 업에도 이용된다.

꽃가루 알레르기로 인해 눈이 가려울 때 로즈마리 워터로 눈 위를 10분 정도 습포하면 효과가 있다. 헤어 토닉으로 사용하면 혈행을 촉진하고 발모 효과도 기대할 수 있다.

생화로 만드는 플로럴 워터

● 마리골드 워터

● 마리골드 꽃잎 25g + 생수 400㎖

끓인 물을 마리골드 꽃잎에 붓고 뚜껑을 덮어 2, 3시간 둔 후 걸러서 사용한다. 항균, 살균 작용이 뛰어나며 화상이나 각종 피부 질환에 효과가 있다.

● 로즈 워터

● 로즈 225g(꽃잎으로 한 컵 정도) + 생수 300㎖(1주일 분량)

장미의 꽃잎만 따서 그릇에 담는다. 생수를 끓여 꽃에 부은 다음 2, 3시간 그대로 두었다가 걸러서 밀폐 용기에 담는다. 냉장고에 보관하면서 1주일 내에 사용한다.

영혼의 물, 헝가리 워터

헝가리 워터는 14세기 헝가리의 엘리자베스 여왕이 애용하던 콜로뉴(Cologne: 화장수)로, '엘리자베스 여왕의 물' 또는 아름다움을 유지하게 하는 '영혼의 물'이라고도 불린다.

당시 70세였던 엘리자베스 여왕은 수도사(行者)가 바친 헝가리 워터를 수족 마비와 통풍(痛風)을 치료하는 데 사용했다고 한다. 헝가리 워터를 온몸에 바르는 것은 기본이고 입욕제, 화장수 등으로 사용하자 지병이 다 나았을 뿐 아니라 더욱 아름다워져, 72세에 폴란드 국왕으로부터 청혼을 받았다는 유명한 일화가 전하고 있다.

당시 사용한 헝가리 워터의 주재료는 로즈마리나 시더우드였는데, 세월이 흐르면서 점차 다양한 재료를 이용하게 되었다고 한다. 현재 4가지 정도가 알려져 있지만 여기에서는 두 가지만 소개한다.

헝가리 워터는 아침저녁으로 스킨처럼 사용하면 된다. 알코올이 들어갔기 때문에 트러블이 생길 수 있으므로, 테스트 해본 뒤 사용하는 것이 안전하다. 또 한국인의 체질에는 강하게 느껴질 수도 있으므로 로즈 워터를 조금 더 첨가해서 만들어도 된다.

필자는 두 번째 방법으로 만든 헝가리 워터를 사용하고 있는데, 처음 한 달간은 얼굴 각질이 벗겨지더니 그 후부터는 보송보송하고 촉촉한 피부를 유지하고 있다.

● 드라이 라벤더 30g + 로즈마리 30g + 마로우 15g + 고급 브랜디 950㎖

준비한 재료에 브랜디를 붓고 밀봉한 뒤 1주일 동안 숙성시킨다. 이것을 거른 뒤 사용한다.

● 로즈마리(잘게 썬 것) 1컵 + 민트(잘게 썬 것) 3큰술 + 오렌지 껍질(잘게 썬 것) 1/2개 + 로즈 워터 1컵 + 보드카 2컵

재료들을 모두 섞어 2주일 동안 숙성시킨 후 걸러서 스킨으로 사용한다. 이때 오렌지는 무농약 재배한 것이어야 한다.

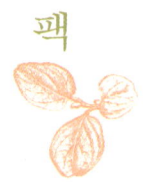

Chapter 3

●●● 피부에 수분과 영양을 주는 팩. 과일, 요구르트, 꿀, 진흙, 오트밀 등 천연 재료에 에센셜 오일 1, 2방울이나 허브 우려낸 물을 섞으면 효과 만점의 아로마 팩이 된다. 촉촉하고 탄력 있는 피부를 가꾸기 위한 팩의 이모저모를 알아보자.

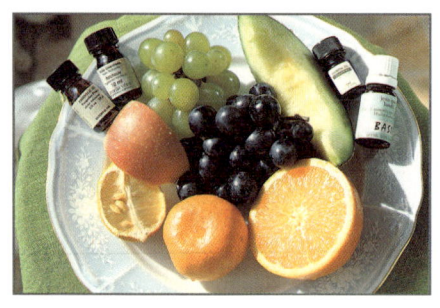

팩은 피부에 탄력과 생기를 불어 넣어 주며, 오래된 피부 노폐물을 제거하여 혈액 순환을 촉진한다. 또한 성분에 따라 피부를 진정시키거나 촉촉함을 주는 기능도 한다. 스팀을 한 다음에 스킨 로션을 바르고 팩을 해주면, 피부의 긴장감이 해소되면서 활기를 되찾는 효과가 있다.

기본적인 팩의 재료는 진흙과 오트밀이고, 피부 타입이나 목적에 따라 요구르트, 꿀, 야채, 과일 등을 첨가하면 된다. 지성 피부에는 양배추, 오이, 레몬, 포도 등이 좋고 여드름 피부에는 자극이 적은 양배추, 포도, 효모 등이 적합하다. 민감한 피부에는 꿀, 사과, 포도, 멜론을 사용하고, 노화가 진

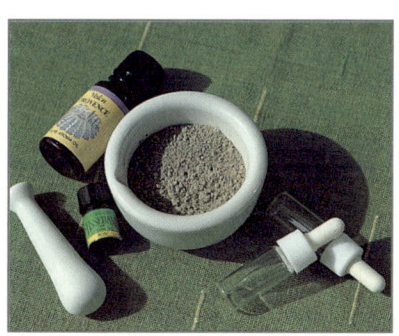 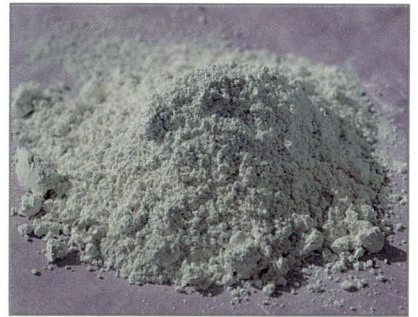

자신의 피부에 맞는 과일이나 야채에 진흙 또는 오트밀을 섞어 걸쭉하게 만든 다음 캐리어 오일과 에센셜 오일을 넣으면 효과만점의 아로마 팩이 된다. 오른쪽은 오트밀 분말.

행되기 시작한 피부라면 사과, 아보카도, 위트점 오일을 섞어 사용하는 것이 효과적이다.

　자신의 피부 타입에 맞는 과일이나 야채에 진흙과 오트밀을 섞어 걸쭉하게 만든 다음 캐리어 오일과 에센셜 오일을 넣는다. 눈과 입 주위 등 민감한 부분을 제외한 얼굴 전체에 팩을 골고루 펴 바른다. 5~10분 정도 지나 팩이 마르면 미지근한 물로 꼼꼼히 닦아낸다. 마지막에는 찬물로 세안해 열려 있는 모공을 수축시킨다. 스팀으로 모공을 열어 노폐물을 제거한 다음에 팩을 하면 보다 효과적이며, 중성 피부라면 주 1회 정도 하는 것이 적당하다.

- 지성 피부 | 에센셜 오일 2, 3방울 + 요구르트(양배추/오이/레몬/포도/딸기 간 것) 2큰술 + 오트밀 가루 2, 3큰술(걸쭉할 정도)
  베르가못 1방울 + 라벤더 1방울 + 위트점 오일 1㎖ + 벌꿀 1 작은술
- 건성 피부 | 에센셜 오일 1, 2방울 + 드라이이스트 1작은술 + 위트점 오일 1/2작은술 + 샐러드 버닛 우려낸 것(멜론/당근 간 것) 2큰술
  제라늄 1방울 + 네롤리 1방울 + 위트점 오일 1㎖ + 벌꿀 1 작은술
- 중성 피부 | 에센셜 오일 2, 3방울 + 요구르트(복숭아/레몬/아보카도 간 것) 3큰술 + 벌꿀 3큰술 + 오트밀 2큰술 + 펜넬 씨 우려낸 것 3큰술
  제라늄 1방울 + 라벤더 1방울 + 위트점 오일 1㎖ + 벌꿀 1 작은술
- 민감성 피부 | 네롤리 1방울 + 로만카모마일 1방울 + 위트점 오일 1㎖ + 벌꿀 1작은술

나만의 향수 만들기

본인이 좋아하는 에센셜 오일과 알콜을 이용하여 간단하게 자신만의 향수를 만들 수 있는데, 향수는 에센셜 오일과 알콜의 블랜드로 만들어지는 것이다. 알콜에 대한 에센셜 오일의 비율을 부향률이라고 말하며, 일반적으로 부향률이 높은 순으로 퍼퓸(15~30%), 오데토일렛(6~8%), 오데콜론(3~5%)으로 분류한다.
순도 높은 에틸 알코올 5㎖, 에센셜 오일(탑 노트, 미들 노트, 베이스 노트별로 각각 만들고자 하는 에센셜 오일을 준비), 비커(1㎖ 단위로 계량할 수 있는 것을 준비), 스프레이병 또는 유리병, 유리·대나무 막대만 있으면 준비 끝.
● 에틸 알코올 5㎖ + 에센셜 오일(퍼퓸 15~30방울, 오데토일렛 6~8방울, 오데콜론 3~5방울)

● 퍼퓸 만들어 보기
● 크리스찬디올풍 향수 | 탑 노트(그레이프푸르트 5방울), 미들 노트(네로리 4방울 + 로만카모마일 2방울), 베이스 노트(일랑일랑 3방울 + 샌달우드 3방울 + 로즈 3방울) + 순도 높은 에틸 알코올 5㎖
● 미소니풍 향수 | 탑 노트(바질 3방울 + 베르가못 5방울), 미들 노트(펜넬 1방울 + 마조람 1방울), 베이스노트(샌달우드 6방울 + 패출리 3방울) + 순도 높은 에틸 알코올 5㎖
● 샤넬풍 향수 | 탑 노트(레몬 6방울), 미들 노트(사이프러스 4방울 + 제라늄 2방울 + 라벤더 3방울 + 로즈마리 2방울), 베이스 노트(프랑킨센스 3방울) + 순도 높은 에틸 알코올 5㎖

1. 먼저 퍼퓸이나 오데토일렛, 오데콜론 중에 무엇으로 만들 것인가를 정한다.
2. 준비된 비커에 5㎖의 에틸 알코올을 계량한 다음, 정해진 오일을 첨가하여 유리나 대나무 막대로 잘 젓는다.
3. 스프레이병 또는 유리병에 넣어 5~15℃의 냉암소에 보관하면서 매일 2~3회 잘 흔들어 주며 2주 정도 숙성시켜 사용하면 되는데, 부향률이 높은 퍼퓸은 1개월 이상 숙성시키는 것이 좋다. 침전물이 있으면 여과하여 사용하도록 한다. 라벨에 날짜, 조합한 방울수 등을 기입하여 병에 붙인다.
* 블랜드의 경우 에센셜 오일의 합계량이 부향률이다.
만든 향수는 매우 변질되기 쉬우므로 차광성이 있는 유리병째로 냉암소 또는 냉장고에 보관해야 하고 상태를 확인하면서 가능하면 빨리 쓰도록 한다. 향수는 알콜 농도가 높으므로 머리카락이나 팔 안쪽, 무릎의 뒤쪽 등에 살짝 뿌리거나 바르는 정도면 된다. 양복에는 직접 사용하지 않도록 하고 자극이 강한 오일을 사용할 경우에는 가려움이나 발진이 일어날 수 있으므로 이러한 증상이 나타나면 사용을 중지한다.

샴푸

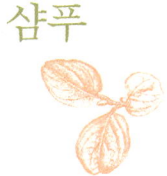

●●● 깨끗하고 투명한 피부 못지 않게 찰랑찰랑 윤기 있는 머릿결도 건강한 미인의 상징이다. 허브와 에센셜 오일을 이용해 직접 만든 샴푸로 모발을 건강하게 가꾸어 보자. 비듬이나 탈모 등의 트러블을 치료하는 목적으로도 사용할 수 있다.

에센셜 오일과 허브에 함유된 성분은 피부와 마찬가지로 모발에도 필요한 영양분을 제공하고 자연스러운 윤기를 내준다. 두피에도 작용해 피지 분비를 조절하고 트러블과 탈모를 완화시키는 효과도 있다.

따라서 모발이 많이 상해 특별한 관리가 필요하다거나 비듬, 탈모 등의 트러블이 있는 사람이라면 에센셜 오일이나 허브를 이용해 샴푸를 직접 만들어 보자. 두피를 자극하지 않으면서 건강하고 윤기 있는 머릿결을 가꿀 수 있다.

샴푸를 만들 때는 시중에서 판매하는 샴푸 중 향이 없는 것에다 캐리어 오일과 에센셜 오일을 넣는다. 에센셜 오일은 두피 트러블을 개선하는 로즈마

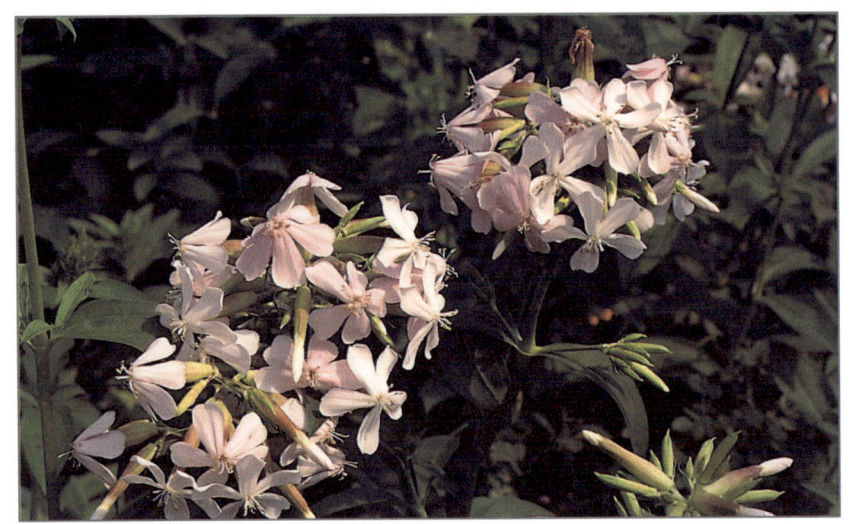

소프워트의 뿌리를 물에 담그면 세정 작용을 하는 거품이 생긴다. 이 거품으로 머리를 감으면 손상된 모발을 윤기 있게 가꿀 수 있다.

리 등이 좋다.

 샴푸는 사용한 다음 헹구어내는 것이긴 하지만 에센셜 오일의 함량이 1%를 넘어서는 안 된다. 샴푸 250㎖를 기본으로 할 때 에센셜 오일 50방울 정도를 섞으면 1% 농도가 된다.

 샴푸 역시 직접 만드는 화장품과 마찬가지로 한 번에 많이 만드는 것보다는 1주일 분량씩 만들어서 사용하는 것이 좋다. 만들 때에는 샴푸를 다른 용기에 덜어낸 뒤 1주일 정도 사용할 분량만 남기고 여기에 에센셜 오일과 캐리어 오일을 섞어 주면 된다.

 허브의 일종인 소프워트를 이용해 거품 샴푸하는 방법도 있다. 소프워트는 사포닌 성분 때문에 물에 담그면 거품이 생기는데, 이 성분이 세정 작용을 한다. 거품은 매우 부드러운 데다 자극도 적기 때문에 모발에 부담을 주지 않는 샴푸가 된다.

시간이 걸리긴 하지만 손상된 모발을 가진 사람이라면 손수 만들어 사용하면 좋은 효과를 볼 수 있다. 소프워트는 잎이나 줄기, 뿌리를 모두 사용할 수 있는데 잎은 뿌리에 비해 거품이 적게 나온다.

- 중성 모발 | 카모마일(라벤더/일랑일랑) 10방울 + 샴푸 60㎖
- 건성 모발 | 시더우드(일랑일랑/로즈/제라늄/라벤더/샌달우드/티트리) 10방울 + 샴푸 60㎖
- 지성 모발 | 로즈마리(레몬그래스/시더우드/라벤더/레몬/사이프러스/제라늄/니아울리/베르가못) 10방울 + 샴푸 60㎖
- 탈모 방지 | 시더우드(주니퍼베리/라벤더/로즈마리/타임/클라리세이지) 10방울 + 샴푸 60㎖
- 비듬 제거 | 로즈마리(시더우드/라벤더/샌달우드/사이프러스/티트리/유칼립투스/스위트오렌지) 10방울 + 샴푸 60㎖
- 두피 트러블 | 시더우드(로즈마리) 10방울 + 샴푸 60㎖

● 소프워트 샴푸 ●

● 소프워트 뿌리(줄기/잎) 30g + 허브 한 줌 + 물 500㎖

소프워트의 뿌리나 줄기, 잎을 잘게 잘라 그릇에 담고 자신의 모발 상태에 맞는 허브도 함께 넣는다. 물을 끓여 그릇에 붓고 30분 정도 두었다가 걸러서 사용한다.

그 밖에도 허브를 이용해 모발을 관리할 수 있다. 모발 상태에 맞는 허브로는 다음과 같은 것들이 있다.

- 건성 모발 | 컴푸리, 엘더플라워, 머시마로우, 파슬리, 세이지, 스팅잉네틀
- 지성 모발 | 마리골드, 호스테일, 레몬밤, 라벤더, 민트, 로즈마리, 서던우드, 위치헤이즐, 야로, 레몬그래스
- 비듬 제거 | 카모마일, 갈릭, 어니언, 파슬리, 로즈마리, 서던우드, 스팅잉네틀, 타임, 구즈그래스
- 두피 트러블 | 마리골드, 호스테일, 라임플라워, 나스터툼, 파슬리, 로즈마리, 세이지

헤어 트리트먼트

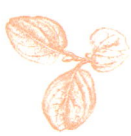

●●● 퍼머나 염색을 자주 하면 머리카락이 갈라지고 푸석푸석해지는데, 한 번 상한 머릿결을 회복하기란 여간 어려운 일이 아니다. 이럴 때는 머리카락뿐 아니라 두피와 모근에까지 영양을 공급해주는 특별한 손질이 필요하다.

손상된 모발에 영양분을 공급해 건강하고 윤기 있게 가꾸려면 트리트먼트를 꾸준히 해주는 것이 중요하다. 호호바 오일 2큰술에 로즈마리 오일 6방울을 섞어 살짝 데운다. 모발에 스프레이나 젤 등을 발랐다면 먼저 샴푸를 하고, 그렇지 않다면 바로 사용한다.

따뜻하게 데운 오일을 모근과 두피에 골고루 문지른다. 스팀 타월로 머리를 감싼 뒤 그 위에 비닐 샤워캡을 쓴다. 그대로 20~30분 둔다. 스팀 타월로 모발을 따뜻하게 해주면 오일의 성분이 보다 빠르고 효과적으로 스며들게 된다.

트리트먼트 후에는 직접 만든 샴푸로 머리를 감는다. 충분히 헹구어낸 다음 세면기에 따끈한 물을 받아 직접 만든 린스를 10~25㎖ 정도 넣고 머리 전체를 잘 헹군다.

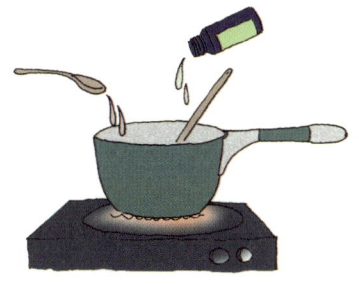 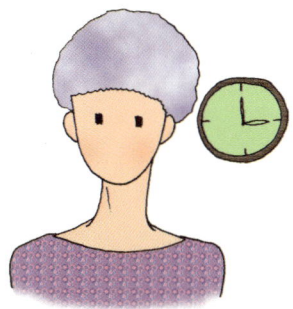

호호바 오일과 로즈마리를 섞어 따뜻하게 데운 다음 모근과 두피에 오일을 골고루 바른다. 스팀 타월과 비닐 샤워 캡으로 감싸고 2, 30분 후에 직접 만든 샴푸로 머리를 감는다.

린스 다음 따로 헹구어낼 필요는 없다. 린스는 모발 타입에 맞는 에센셜 오일과 사과 식초를 섞어 만든다. 로즈우드나 로만카모마일 오일을 따끈한 물에 2~3방울 떨어뜨린 다음 머리를 헹구어도 같은 효과를 볼 수 있다.

- ●트리트먼트 | 로즈마리 6방울 + 호호바 오일 10ml
- ●린스 | 에센셜 오일 2, 3방울 + 사과 식초 25ml
  허브 침출액 1큰술 + 사과 식초 1큰술 + 물 3컵

아로마 오일을 이용하여 트리트먼트, 샴푸, 린스 3단계로 관리하면 탈모나 비듬 등의 트러블을 해소하면서 발모 효과도 기대할 수 있다. 거기다 머리가 찰랑일 때마다 은은한 향기까지 덤으로 얻을 수 있다.

크림

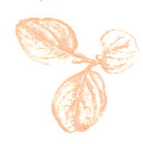

●●● 피부가 건조해지는 것을 막아주고 영양을 공급하는 크림. 요즘은 손, 발, 목, 입술, 머리카락, 팔꿈치, 몸 등 부위별 피부 특성에 맞게 세분화되는 경향이 강하다. 특히 바디 크림과 핸드 크림은 하루에도 여러 차례 사용하는 사람이 많아 생필품으로 자리잡았다. 내 몸에 바르는 크림, 직접 만들어 보자.

Chapter 3

촉촉하고 탄력 있는 피부를 유지하려면 유분과 수분의 밸런스가 중요하다. 특히 찬바람이 불기 시작하는 계절이나 대기가 건조할 때는 피부가 거칠어지고 입술도 트기 쉽다. 특히 여성이라면 입술 트는 것이 여간 신경 쓰이는 일이 아니다. 직접 만든 크림으로 늘 촉촉한 입술과 피부를 가꿔 보자.

크림에 사용되는 주재료는 비왁스(밀랍)이다. 비왁스는 벌이 집을 만들 때 배출하는 천연 왁스로써 피부를 유연하고 촉촉하게 하는 성분을 포함하고 있다. 또한 항균 작용을 하므로 가벼운 상처나 화상, 벌에 물렸을 때 발라도 효과적이다. 비왁스는 아로마 관련 용품점이나 화공 약품을 취급하는 곳에서 구할 수 있다.

비왁스는 고체 형태로 되어 있기 때문에 중탕으로 녹인 다음 캐리어 오일을 넣고 섞는다. 여기에 에센셜 오일을 첨가하면 크림이 완성된다.

● 바디 크림 ●

목욕을 너무 자주 하면 피부를 보호하는 방어막이 벗겨져 오히려 거칠어지기 쉽다. 매일 샤워를 하는 사람이라면 물로 먼지를 씻어내는 정도로 끝내고 비누 사용은 사흘에 한 번 정도로 제한하는 것이 좋다. 또 샤워 후에는 온 몸에 크림을 발라 준다.

에센셜 오일과 캐리어 오일, 비왁스를 이용해 만든 보습 크림은 피부 방어막을 유지시켜 피부가 건조해지는 것을 막아 주기 때문에 촉촉한 느낌이 오래 간다.

●제라늄 3방울 + 캐롯 오일 5㎖ + 호호바 오일 10㎖ + 비왁스 3g + 로즈 워터 5㎖

● 핸드 크림 ●

손등은 피부가 유난히 부드럽고 얇아서 다른 부위보다 주름이 생기기 쉽고, 그만큼 노화도 빨리 찾아오는 곳이다. 바디 크림을 손에 발라도 되지만 손등의 피부나 손톱의 건강까지 고려한다면 전용 핸드 크림을 만들어 사용하는 것이 좋다.

특히 손이 많이 거칠어졌을 때나 한겨울에는 치료 효과가 있는 칼렌둘라 오일로 핸드 크림을 만들어 바르면 바로 효과를 볼 수 있다.

크림을 바를 때는 손뿐 아니라 손가락과 손톱까지 잘 비벼 바르도록 한다. 크림을 좀더 부드럽게 만들고 싶다면 플로럴 워터나 허브 우려낸 물을 조금 넣으면 된다.

●제라늄(칼렌둘라/로즈마리/레몬) 4방울 + 호호바 오일 25㎖ + 비왁스 5g

● 립 크림 ●

입술은 점막에 가까우므로 에센셜 오일의 농도를 아주 적게 하고, 대신 비왁스와 캐리어 오일을 통한 효과를 기대하는 것이 바람직하다.

입술은 굉장히 민감한 부위이기 때문에 처음에는 소량 사용해본 다음, 별다른 트러블이 없으면 그때부터 본격적으로 바르는 것이 안전하다. 3개월 정도 사용하는 것이 좋으며 이 기간이 지나면 산화할 수 있으므로 남아 있는 제품을 버려야 한다.

라벤더 오일을 넣어 만든 립 크림은 튼 입술을 촉촉하게 해주며 입 주위를 아름답게 관리해 준다. 또 입술 색이 칙칙하거나 좋지 않을 때는 혈행을 촉진하는 베티버 오일이 좋으며, 심하게 건조하거나 갈라졌을 때는 촉촉함을 주는 벤조인 오일이 적당하다.

● 라벤더(베티버/벤조인) 2방울 + 호호바 오일 15ml + 비왁스 7g + 글리세린 1ml

••• Chapter 4   이럴 땐 이렇게, 아로마 요법 50

아로마테라피는 여러 가지 방법으로 생활에 응용할 수 있다.

흡입, 마사지, 목욕, 스킨과 헤어 케어, 티 등 기본적인 활용법을

알고 있으면, 자신의 컨디션이나 트러블에 따라

스스로 대처할 수 있다. 여기에서는 미용과 건강,

정신적인 안정을 원할 때 쉽게 응용할 수 있는 구체적인 사례들을

소개하려 한다.

가벼운 감기 기운이 있을 때, 꽃가루 알레르기가 있을 때,

여드름을 진정시키고 싶을 때, 잠이 오지 않을 때 등 상황에 따라

그에 맞는 에센셜 오일이나 허브를 이용하면 된다.

아로마 힐링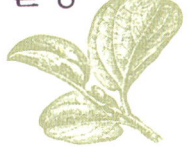

●●● 우리는 건강한 몸을 위해 좋은 음식을 먹고, 운동을 하고, 아프면 병원에서 치료도 받는다. 그러나 정신적으로 지치거나 상처를 받으면 이렇게 공들여 가꾼 육체라 하더라도 금세 무너지고 만다. 스트레스와 우울증, 정신적인 충격 등에 빠지면 의욕을 잃어버림과 동시에 육체도 무기력해지고 여기저기 아픈 듯 느껴진다.

아로마 힐링이란 에센셜 오일과 허브를 이용해 이런 문제를 풀어나가고자 하는 시도이다. 목욕과 마사지, 방향욕, 허브 티 등을 활용해 긴장된 몸과 마음을 부드럽게 풀어 주고 활력을 되찾는 효과를 얻기 위해 구성되었다. 단과용은 금물임을 명심하자.

초조할 때

누구나 진학이나 취업을 위해 시험을 보고 결과를 기다린 경험이 있을 것이다. 가슴이 콩닥거리고 입 안이 바짝바짝 타는 듯해 시계만 보면서 애를 태우게 된다.

살아가면서 이런 외적인 상황으로 인해 초조해지는 경우도 있지만, 별다른 이유도 없이 마음이 불안하고 초조해져서 안절부절 못 하는 경우도 있다. 그러나 외적인 상황 때문이건, 불안정한 정서 때문이건 초조하게 애를 태운다고 해서 시험에 꼭 붙는 것도 아닌 만큼 마음을 안정시키고 평소의 생활 리듬을 되찾는 것이 나을 것이다. 아로마 포트 등을 이용해 방안에 향기를 피우고 심호흡을 하면 날카로운 신경을 부드럽게 풀어 주는 데 도움이 된다.

정신적인 충격과 불안한 마음을 진정시키는 일랑일랑, 라벤더, 스트레스를 완화시키는 로만카모마일, 로즈 등 차분한 기분으로 바꾸어 주는 오일을 이용해 방향욕이나 목욕을 하면 좋다. 목욕 후에는 명치 부분을 부드럽게 마사지하면서 호흡을 가다듬는다. 몸과 마음이 한결 편안해지는 것을 느낄 수 있을 것이다.

방향욕

- 자스민 2방울 + 로만카모마일 1방울
- 로즈 1방울 + 라벤더 2방울

자스민의 달콤한 향은 우울한 기분을 바꿔 주는 효과가 있으며, 로만카모마일은 긴장, 분노, 공포 등을 완화시켜 준다. 아로마 포트나 아로마 라이트에 오일을 떨어뜨리고 향기가 퍼져나올 때 크게 심호흡을 하면서 마음을 가다듬는다. 여성스런 감성을 이끌어 주고 우아한 기분을 고양시키는 로즈, 스트레스성 긴장을 풀어 주고 정신적인 밸런스를 유지시켜 주는 라벤더를 이용해도 좋다.

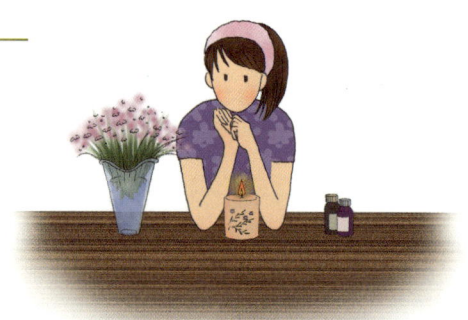

아로마 양초를 이용해 은은한 불빛 속에서 와인을 한잔 마시며 오일의 향기를 즐기는 것도 좋은 방법이다.

반신욕

- 라벤더 2방울 + 로만카모마일 2방울

● 페퍼민트 1방울 + 라벤더 2방울 + 베르가못 1방울

따끈한 물에 정신을 안정시키는 효과가 있는 라벤더와 로만카모마일을 넣는다. 또는 냉정함을 되찾게 해주는 페퍼민트, 진정 작용을 하는 라벤더와 활력을 주는 베르가못을 넣는다. 물을 잘 저은 다음, 명치 아래까지 잠기는 반신욕으로 천천히 몸을 따뜻하게 한다.

마사지

● 프랑킨센스 5방울 + 스위트아몬드 오일 30㎖

● 일랑일랑 2방울 + 라벤더 3방울 + 로만카모마일 1방울 + 호호바 오일 30㎖

명치 부근을 손바닥으로 부드럽게 쓸어 주면 날카로운 신경이 안정을 되찾는다. 불안을 진정시키는 프랑킨센스에 스위트아몬드 오일을 섞어 마사지 오일을 만든다. 또는 마음을 평온하게 하는 일랑일랑, 진정 작용을 하는 라벤더, 완화 작용을 하는 로만카모마일과 호호바 오일을 섞어 마사지 오일을 만든다.

손바닥에 마사지 오일을 덜어 다른 손의 검지, 장지, 무명지로 손바닥에서 4, 5회 정도 문질러 오일을 따뜻하게 데운다. 명치를 중심으로 시계 반대 방향으로 천천히 10회 정도 마사지한다.

자신감을 고양시키는 베르가못, 충격을 진정시키며 기분을 밝게 하는 레몬밤, 머리를 맑게 하고 집중력을 높이는 로즈마리를 이용해도 좋다.

허브 티

● 저먼카모마일, 레몬밤, 라벤더

허브 티는 한 가지만 마셔도 좋지만 섞어 마셔도 좋다. 기분이 부드러워지는 은은한 향기의 허브 티를 마시면서 초조한 기분을 안정시킨다.

우울할 때

우울한 기분은 이렇다 할 이유도 없이 우리를 찾아온다. 하루쯤 머물다 쉽게 사라지는 경우도 있지만, 심할 때는 며칠 혹은 몇 달씩 침체의 늪에 빠지게 하기도 한다. 너무 우울해서 잠을 이룰 수 없거나, 식욕이 떨어지고 쉽게 피로해지는 증상이 계속되면 건강을 해칠 수도 있다. 심각한 우울증은 정신질환의 일종이며 약물 복용 등의 치료를 받아야 한다. 그러나 중독성이 강한 약물에 의존하기보다는 스스로 보다 긍정적인 치료법을 찾아보라고 권하고 싶다.

우울하면 본인뿐만 아니라 친구나 가족들에게 전염시킨다. 그래서 우울한 기분이 들 때마다 달콤한 향이 나는 자스민이나 일랑일랑을 집 안에 가득 피워 마음을 고양시키거나, 로즈마리나 베르가못을 피워 기분을 전환하는 것으로 평상시의 리듬을 되찾을 수 있다.

지금 자신이 우울하다고 생각되면 아로마테라피에 의존해 보는 것도 좋은 방법이다. 기분 전환에는 자스민, 일랑일랑, 로즈마리, 베르가못 등의 오일이 좋다. 이 오일들은 자신감과 적극성을 심어 주는 효과가 있으므로 목욕하는 방법도 좋다. 그리고 정신 안정의 효과가 있는 라벤더나 로만카모마일로 향주머니를 만들어 몸에 지니고 있으면 언뜻언뜻 퍼지는 향기가 기분 전환에 도움을 줄 것이다.

방향욕

● 베르가못 1방울 + 일랑일랑 2방울

아로마 포트나 아로마 라이트에 자신감을 갖게 하여 마음의 활력을 주는 베르가못이나 불안을 진정시켜 마음을 편안하게 하는 일랑일랑을 떨어뜨리고 이때만큼은 가장 편안한 자세로 방향욕을 즐긴다.

수욕

- 자스민 1방울 + 베르가못 1방울
- 로즈마리 1방울 + 일랑일랑 1방울

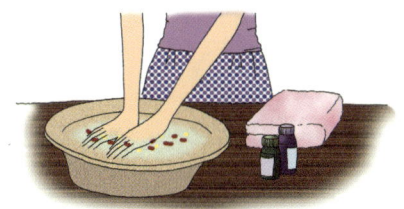

목욕을 할 수 없는 상황일 때는 간단한 수욕으로도 큰 효과를 얻을 수 있다. 수욕을 하면서 향을 흡입할 수 있고, 손에 있는 신경을 자극하게 되므로 마음이 안정된다.

세면기에 약간 뜨거운 물을 받아 오일을 떨어뜨리고, 취향에 따라 장미 꽃잎을 띄운다. 행복감을 주는 자스민이나 활력을 주는 베르가못 또는 로즈마리와 불안을 진정시키는 일랑일랑을 이용해 본다. 약 15분 동안 손목까지 푹 담근다. 물이 식지 않도록 뜨거운 물을 따로 준비하였다가 식으면 보충한다. 물 속에서 손을 비벼 주면 더욱 효과적이다.

전신욕

- 클라리세이지 2방울 + 일랑일랑 2방울 + 라벤더 2방울

따뜻한 물에 오일을 떨어뜨리고 약 20분 정도 목욕한다. 클라리세이지는 긴장한 신경을 진정시키며, 라벤더와 일랑일랑도 긴장을 풀어 주고 정신을 안정시키는 효과가 있다.

마사지(몸)

- 네로리 4방울 + 라벤더 3방울 + 호호바 오일 30ml

몸을 마사지하는 것도 효과적이다. 등은 다른 사람에게 마사지를 받는 것이 좋지만, 혼자서 할 경우에는 얼굴과 목, 배를 마사지한다. 얼굴의 경우 에센셜 오일의 양을 0.5% 이하로 한다.

마사지(손)

● 일랑일랑 3방울 + 라벤더 2방울 + 로즈마리 2방울 + 호호바 오일 30㎖

마사지 오일을 손에 덜어 손바닥으로 손등을 가볍게 누르는 식으로 마사지를 한다. 엄지로 손가락 끝에서 끝까지 원을 그리듯이 마사지한 다음 손바닥 전체를 엄지로 마사지한다.

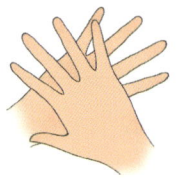 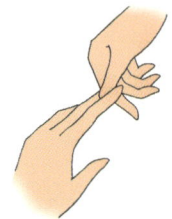 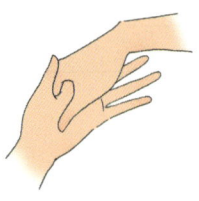

스트레스가 쌓일 때

지나친 스트레스는 만병의 원인이 된다. 우리나라 40대 남자의 돌연사 확률이 세계에서 가장 높다는 보도는 스트레스의 폐해가 얼마나 심각한지 단적으로 증명하는 예라 할 수 있다. 그러나 현대 사회에서 스트레스를 받지 않고 살아가기는 불가능하다. 따라서 얼마나 슬기롭게 스트레스를 해소하고 그것을 에너지로 재생산하느냐가 중요한 것이다.

일로 인한 스트레스, 복잡한 인간 관계, 시간에 쫓기는 업무, 열악한 작업 환경이나 비타민 B의 부족도 스트레스의 원인이 된다. 스트레스를 해소하기 위해서는 적당한 운동을 하거나 비타민을 균형 있게 섭취하는 것이 중요하다. 특히 홍차를 많이 마시는 사람은 주의해야 한다. 홍차에 포함되어 있는 탄닌이 철분의 흡수를 방해해서 피로의 원인이 되기 때문이다.

에센셜 오일을 이용해 스트레스를 풀어 주는 방법도 있다. 마음을 안정시키는 효과가 있는 에센셜 오일을 따뜻한 물에 떨어뜨리고 반신욕을 해본다. 이때 코로 숨을 들이쉬고 입으로 천천히 내뱉는 복식 호흡을 병행해 향기를 폐 속으로 받아들이면 마음이 한층 안정될 것이다.

스트레스를 심하게 받으면 어깨 근육이 뭉치거나 결리는 증상이 나타나기도 한다. 반신욕을 하는 도중이나 일하는 중간에 가볍게 어깨를 돌리거나 귀 아래에서 어깨까지 마사지를 하는 것만으로도 기분 전환이 된다.

목욕

- 반신욕 | 로만카모마일 2방울 + 라벤더 2방울
- 전신욕 | 샌달우드 2방울 + 라벤더 2방울 + 제라늄 2방울

마사지(Ⅰ)

- 레몬밤 3방울 + 라벤더 4방울 + 호호바 오일 30㎖

기분을 밝게 하는 레몬밤과 진정 작용이 있는 라벤더로 마사지 오일을 만들어 목과 어깨를 마사지한다. 양손에 마사지 오일을 덜어 귀 뒤에서부터 어깨까지 아래위로 주무르고 쓸어 주는 것만으로도 혈행이 촉진된다. 마사지는 목욕 후에 하면 더욱 효과적이다.

마사지(Ⅱ)

- 로즈 3방울 + 라벤더 2방울 + 제라늄 2방울 + 호호바 오일 30㎖

행복한 느낌을 불러일으키는 로즈, 진정 작용이 있는 라벤더, 기분을 밝게 하는 제라늄을 호호바 오일과 조합한다. 파트너가 있을 때는 꼭 등 마사지를 받는다. 혼자서 할 때는 얼굴과 목을 마사지하는데 오일의 양은 0.5% 이하로 한다.

허브 티

● 로즈힙, 저먼카모마일, 레몬밤, 라벤더

로즈힙에는 비타민 C가 풍부하게 함유되어 있어 스트레스가 쌓여 초조해져 있는 상태에는 최적이다. 로즈힙은 장미의 열매로 만든 것이므로 뜨거운 물에서 5분 정도 우려낸 뒤 마신다. 다른 차들도 초조하거나 긴장했을 때 마음을 진정시키는 효과가 있다. 이 차들은 3분 정도 우려낸 뒤 마시면 된다.

잠이 안 올 때

의외로 불면증에 시달리고 있는 사람들이 많은데 그 원인은 여러 가지가 있을 것이다. 그날 겪은 불쾌한 일 때문에 흥분한 상태라거나 걱정거리 때문에 불안하고 초조한 기분이 들어 잠을 이루지 못하는 경우가 있다. 또 몸은 몹시 지쳐 있는데도 잠을 이룰 수 없고, 잠이 들었지만 바스락거리는 작은 소리에도 잠이 깨는 경우도 있다. 소화가 잘 되지 않는 음식을 섭취했거나 식사 후 바로 잠자리에 드는 것도 불면증의 원인이 된다.

밤에 깊은 잠을 자기 위해서는 문제가 되는 생활 패턴을 바꿔볼 필요가 있다. 먼저 수면을 조정하는 생체 리듬을 만들기 위해서는 적당한 운동이 필요한데, 낮에는 밝은 햇살을 받으며 산책이나 조깅을 해보는 것이 좋다. 또 오후에는 커피나 홍차 등 자극적인 음식을 피한다.

취침 전에는 뇌의 흥분 상태를 진정시켜 기분을 안정시키기 위해 좋아하는 에센셜 오일을 이용한 방향욕을 15분 정도 한다. 이때만은 아무 생각도 하지 말고 향기에 취해 보자. 방향욕을 마친 다음에는 샤워를 하지 않도록 한다. 향기로 목욕한 후에 숙면으로 유도하는 허브 티를 마시거나, 사랑하는 사람에게 아로마 마사지를 받을 수 있다면 무엇보다도 이상적이다.

방향욕

- ●아로마 포트 | 라벤더(스위트오렌지/로만카모마일/클라리세이지/베르가못) 3방울
- ●향주머니 | 라벤더 한 줌+저먼카모마일 한 줌+로즈 한 줌

라벤더는 긴장을 완화시키고, 스위트오렌지와 클라리세이지는 신경의 긴장을 풀어주며, 로만카모마일은 마음을 진정시킨다. 또 베르가못의 향긋한 향과 성분은 불안과 동요를 가라앉힌다. 아로마 포트나 아로마 라이트를 이용해 향을 맡으면서 은은한 불빛을 바라보고 있으면 마음을 안정시키는 데 도움이 된다.

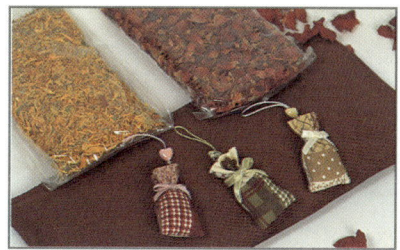

허브로 향주머니를 만들어 베개 밑이나 잠옷 주머니에 넣어두면 은은한 향기를 맡으며 잠들 수 있다.

목욕

- ●반신욕 | 라벤더 2방울+클라리세이지 2방울
- ●전신욕 | 라벤더 2방울+카모마일 2방울+일랑일랑 2방울

반신욕은 명치 부근까지만 몸을 담그고, 전신욕은 어깨까지 푹 담가 천천히 오랫동안 몸을 따뜻하게 한다. 목욕은 자기 전에 하는 것이 효과적이며 몸이 충분히 따뜻해지면 향기가 남아 있을 때 잠자리에 든다.

마사지(Ⅰ)

- ●네로리 3방울+호호바 오일 20㎖

마음을 평온하게 해주어 깊은 잠으로 유도하는 네로리와 호호바 오일을 섞어 마사지 오일을 만든다. 양손에 마사지 오일을 덜어 목덜미에서 어깨 부근까지 근육의 긴장을 주물러 풀고 나서 잠자리에 든다.

마사지(Ⅱ)

● 라벤더 4방울 + 카모마일 2방울 + 호호바 오일 30㎖

얼굴과 목, 가슴 부위를 마사지하는데 얼굴의 경우에는 에센셜 오일을 0.5% 이하로 한다. 파트너가 있다면 등 전체를 쓸어내리듯 느긋한 동작으로 마사지를 받는 것이 좋다.

허브 티

● 라벤더, 카모마일, 세인트존스워트

잠자리에 들기 10~15분 전에 따뜻한 허브 티를 마신다. 한 가지 허브만으로도 마셔도 좋고 배합해도 좋다. 허브 티에 들어 있는 성분은 고양된 신경을 진정시키고 심신을 편하게 해주어 기분 좋게 잘 수 있도록 도와 준다. 특히 세인트존스워트는 마음이 혼란하거나 우울증에 효과를 발휘한다.

충격에 빠졌을 때

살아가면서 예기치 않은 상황과 맞닥뜨려 그 충격에서 헤어나지 못하는 경우가 있다. 사랑하는 가족이 세상을 떠났다든지 공포 또는 슬픔으로 쇼크를 받으면 평상시의 컨디션을 잃고 일상적인 생활조차 제대로 해내지 못하게 된다.

갑자기 이런 상태에 빠졌을 때는 혼란한 마음을 진정시켜 주는 일랑일랑을 손수건에 떨어뜨려 그 향을 맡는다. 자신이 좋아하는 향을 맡는 것도 일시적인 기분 전환에 도움이 되지만, 정신적으로 균형을 잡아 주는 오일을 이용한다면 더 효과적일 것이다.

밤에는 방향욕, 아로마 목욕 등으로 정신적 · 육체적으로 휴식을 취하는 것이 좋다. 가벼운 손 마사지로 굳어 있는 마음을 풀어 준 뒤 아무 생각 없이 잠에 빠지도록 한다.

방향욕

●손수건을 이용할 때 | 라벤더(샌달우드/네로리) 1~2방울

손수건에 오일을 떨어뜨려 향기를 맡는다. 자신감을 고양시키는 샌달우드와 쇼크와 슬픔을 완화시키는 네로리를 조합해도 좋다. 라벤더 꽃으로 만든 드라이 허브를 손수건에 한줌 싸서 주머니에 넣어 두어도 같은 효과를 볼 수 있다.

목욕

●수욕 | 일랑일랑 1방울 + 샌달우드 1방울

●전신욕 | 일랑일랑 2방울 + 라벤더 2방울 + 제라늄 2방울

혼란스러운 마음을 진정시키는 일랑일랑과 자신감을 주는 샌달우드를 따뜻한 물에 떨어뜨리고, 물 속에서 두 손을 가볍게 주물러 준다. 따뜻한 물로 약 15분간 몸을 푹 담그는 전신욕은 숙면을 취하는 데 효과적이다.

마사지

●네로리 2방울 + 라벤더 2방울 + 샌달우드 2방울 + 호호바 오일 30㎖

마사지 오일을 양손에 덜어 손바닥으로 손등 전체를 가볍게 쓸듯 바른다. 그 다음에 긴장 해소 효과가 있는 급소(합곡)를 엄지로 누르면서 손바닥 전체를 천천히 마사지한다.

집중력이 요구될 때

시험기간이 되었다거나 중요한 보고서를 기일 내에 완성해야 할 경우, 또는 중요한 회의중이라든지 운전중일 때는 정신을 집중해야 하는데 반대로 산만해지는 경우가 있다. 먼저 가벼운 체조로 스트레칭을 하며 정신을 집중시킨다거나, 약간 뜨거운 욕조에 들어가 신경을 각성시키는 것도 좋은 방법이다.

컵에 따뜻한 물을 넣고 오일을 1, 2방울 떨어뜨려 향을 흡입하거나, 응급처치로 손수건에 오일을 떨어뜨려 흡입하면 머리가 상쾌해지고 집중력도 높아진다. 두피를 가볍게 마사지하는 것도 좋다.

방향욕

- 로즈마리 1방울 + 유칼립투스 1방울 + 레몬 1방울
- 페퍼민트 1방울 + 마조람 1방울 + 레몬 1방울
- 손수건을 이용할 때 | 로즈마리(페퍼민트/레몬/바질) 1, 2 방울

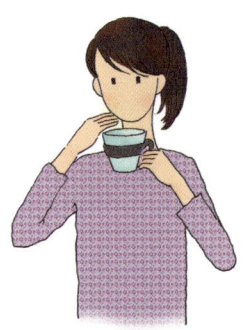

로즈마리와 유칼립투스는 뇌를 자극하여 집중력을 높이며 기억력을 향상시킨다. 레몬 역시 정신을 자극하여 기억력을 강화시키고, 페퍼민트는 졸음을 쫓아 머리를 상쾌하게 한다. 바질 또한 머리를 맑게 하여 두뇌를 명석하게 하며 마조람은 마음을 강하게 해준다.

간단한 방법으로 빠른 효과를 얻고 싶을 때는 따뜻한 물을 넣은 컵이나 손수건에 오일을 떨어뜨려 향기를 흡입한다. 운전이나 회의중에도 좋다. 시험을 볼 때는 손수건에 오일을 떨어뜨려도 옆에 두면 같은 효과를 볼 수 있다. 집중할 수 있는 환경을 만들고 싶을 때는 아로마 포트에 오일을 떨어뜨려 계속해서 향기를 확산시킨다.

목욕

- 전신욕 | 마조람 2방울 + 로즈마리 4방울

  로즈마리 4방울 + 레몬 2방울
- 수욕 | 페퍼민트 2방울 + 마조람 1방울

집중력이 떨어지고 몸이 나른해지면 자극성 있는 오일을 사용하여 전신욕을 한다. 조금 뜨겁다 싶을 정도의 물을 담은 욕조에 몸을 푹 담근다. 로즈마리의 향기가 강하게 느껴지면 감귤계 오일을 첨가하거나 수욕을 해도 좋다.

마사지

- 유칼립투스(레몬/로즈마리) 6방울 + 호호바 오일 30㎖
- 레몬 2방울 + 로즈마리 3방울 + 사이프러스 1방울 + 호호바 오일 30㎖

두뇌를 명석하게 하여 일이나 공부에 집중하고자 할 때는 사이프러스나 프랑킨센스를 이용해 마사지하는 것도 효과적이다. 특히 등 마사지가 좋다. 이때 샴푸하는 요령으로 두피 마사지도 함께 해준다.

허브 티

- 로즈마리, 페퍼민트

정신적으로 위축되어 있다면 허브 티로 기분을 바꾸어보자. 머리를 명료하게 하여 집중력을 높이는 효과가 있는 로즈마리나 페퍼민트 티를 마신다. 보통 때보다 좀 진하게 마시면 한층 효과적이다.

긴장했을 때

면접을 보거나, 많은 사람 앞에서 강의 또는 프리젠테이션을 해야 할 때, 큰 시합을 앞두고 있을 때,

어려운 사람을 만나야 할 때는 누구나 긴장하게 된다. 처음에는 머릿속이 멍하고 손발에 땀이 나며 무슨 말을 어떻게 했는지 기억조차 나지 않은 경험이 누구에게나 있을 것이다.

이런 때는 마음을 편하게 갖고 자신감을 불어넣는 마인드 컨트롤이 필요하다. 일본에서는 손바닥에 사람 인(人) 자를 3번 쓴다고도 하는데 무엇에 집중하는 것도 긴장을 푸는 좋은 방법이다.

사소한 일에도 긴장하는 사람이라면 마음을 안정시키는 프랑킨센스를 손수건에 떨어뜨려 늘 갖고 다니면 도움이 된다.

방향욕

- 스위트오렌지 1방울 + 라벤더 1방울 + 샌달우드 1방울
- 스위트오렌지 1방울 + 로만카모마일 1방울 + 일랑일랑 1방울
- 손수건을 이용할 때 | 라벤더(샌달우드) 1, 2방울

전신욕

- 라벤더 3방울 + 프랑킨센스 1방울 + 제라늄 2방울

낮 동안 잔뜩 긴장한 상태였다면 근육도 딱딱하게 굳었거나 뭉쳐 있기 쉽다. 정신을 안정시키는 라벤더와 프랑킨센스, 그리고 정신의 균형을 조절하는 제라늄을 이용하여 전신욕을 한다. 따뜻한 물에 오일을 떨어뜨리고 편안한 마음으로 15~20분 동안 몸을 담근다. 목욕을 하면서 에센셜 오일의 향을 맡으면 긴장으로 굳었던 몸과 마음이 풀릴 것이다.

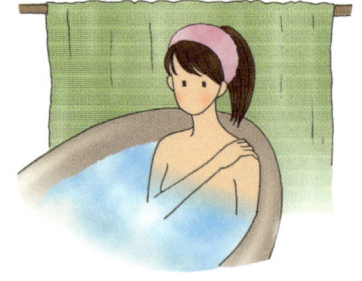

마사지

- 라벤더 4방울 + 프랑킨센스 2방울 + 스위트아몬드 오일 20㎖ + 세인트존스워트 오일 10㎖
- 샌달우드 1방울 + 라벤더 3방울 + 로만카모마일 1방울 + 호호바 오일 20㎖

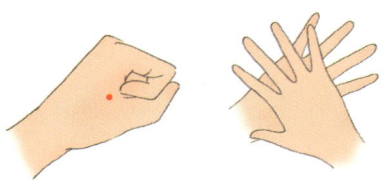

엄지와 검지 사이를 '합곡'이라고 하는데 이곳을 누르면 긴장을 풀어 주는 효과가 있다. 또는 진정 작용이 있는 세인트존스워트를 첨가한 마사지 오일을 양손에 덜어 손등을 가볍게 쓸거나 엄지로 합곡을 누르면서 손바닥 전체를 천천히 주물러 푼다.

허브 티

- 라벤더, 페퍼민트

면접보는 날이나 대중 앞에 서야 하는 날 아침에 마시거나, 긴장할 때 마시면 효과적이다. 정신을 안정시키는 효과가 있는 라벤더와 머리를 말끔하게 하여 집중력을 생기게 하는 페퍼민트를 추천한다. 라벤더라면 꽃잎을 약간 띄워서 눈을 즐겁게 하는 것도 좋다.

무기력할 때

스트레스와 피로가 쌓이면 무기력하고 무관심해져 만사 귀찮은 기분이 되거나 아무것도 하고 싶지 않은 상태가 된다. 이럴 때는 기분을 고양시켜 의욕을 가질 수 있도록 기분 전환이나 생활 리듬을 바꿔 보는 것이 좋다. 매일 즐겁게 보낼 수 있도록 자신을 적극적으로 가꾸어 나가는 일이 중요하다.

예를 들면, 아침에 일어났을 때 상쾌함을 만끽할 수 있는 로즈마리나 민트로 방향욕을 한다든지, 머리를 개운하게 해주는 허브 티를 마시는 등 간단한 방법으로도 상쾌한 하루를 시작할 수 있다. 그리고 밤에는 다음날에 대비해 하루의 피로를 풀고 편히 쉴 수 있는 그레이프푸르트 등으로 편안한 목욕을 즐긴다.

목욕

- 전신욕 | 주니퍼베리 3방울 + 그레이프푸르트 3방울
- 반신욕 | 제라늄 2방울 + 로즈마리 2방울

기분이 가라앉은 아침에는 정신을 강하게 고무시키는 주니퍼베리와 긴장을 풀어 마음을 안정시키는 그레이프푸르트를 약간 뜨거운 물에 떨어뜨려 짧은 시간 전신욕을 한다. 밤에는 정신의 균형을 조절하는 제라늄과 몸과 마음을 활발하게 하는 로즈마리를 떨어뜨려 따끈한 물에서 느긋하게 반신욕을 한다.

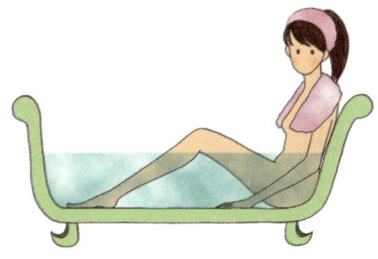

마사지

- 자스민 3방울 + 로즈우드 2방울 + 호호바 오일 30㎖
- 주니퍼베리 2방울 + 베르가못 2방울 + 로즈마리 2방울 + 호호바 오일 30㎖

우울한 기분을 밝게 고양시키는 자스민, 불안한 기분을 없애고 새로운 의욕을 고취시키는 로즈우드를 호호바 오일과 섞어 마사지 오일을 만든다. 또는 정신을 강하게 긴장시키는 주니퍼베리, 마음에 활력을 주는 베르가못, 의욕을 불어넣는 로즈마리를 호호바 오일과 섞어 마사지 오일을 만든다. 마사지 오일을 양손에 덜어 스트레스가 쌓

여 결리기 쉬운 목과 어깨를 중심으로 주물러 풀어 간다. 목을 약간 기울여 귀 뒷부분에서 어깨로 크게 원을 그리듯 손을 움직인다. 혈액 순환이 촉진되도록 때때로 손끝에 힘을 넣어 문지르듯 하는 것이 포인트이다.

허브 티

● 세이지, 오렌지 플라워, 페퍼민트

마음을 안정시키는 허브 티를 마신다. 세이지는 마음의 활력을 주고, 오렌지 플라워는 뛰어난 진정 작용이 있어서 신경이 예민한 사람에게 효과적이며, 페퍼민트는 뇌 신경을 상쾌하게 자극한다. 뜨거운 허브 티는 마음을 건강하게 하지만, 여름엔 아이스 티로 마셔도 좋다. 세이지가 싫은 사람은 벌꿀이나 레몬을 첨가하면 마시기 쉬워진다.

사랑에 빠지고 싶을 때

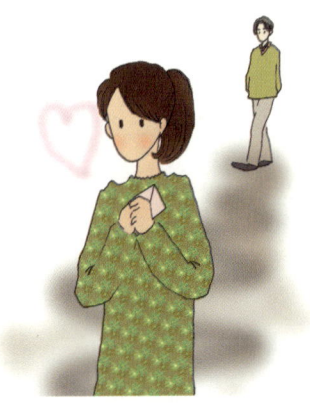

고대 이집트의 핫셉수트 여왕이나 클레오파트라는 미모보다는 뛰어난 화장술과 향료를 이용해 이성을 사로잡았다고 한다. 이처럼 자기만의 향기는 상대에게 특별한 인상을 심어 준다. 나만의 특별한 향수로 상대를 사로잡는 것도 사랑을 이루는 한 방법이 될 것이다.

평소에도 방안이나 욕실에 플로럴계의 향기를 피워 두면 향수와는 또 다른 은은한 향을 가질 수 있다. 특히 로즈는 기품 있는 향기로 우아한 분위기를 만들어 준다.

방향욕

- 로즈(일랑일랑/자스민) 2방울
- 로즈 1방울 + 일랑일랑 1방울

우아한 분위기를 연출하는 로즈, 관능적인 일랑일랑, 달콤한 향과 행복감을 불러일으키는 자스민을 이용한다. 꽃에서 추출한 오일은 향기가 강하고 오랫동안 지속되므로 손수건에 떨어뜨려 침대 옆이나 윗주머니에 넣어 두어도 좋다.

전신욕

- 로즈 2, 3방울 + 로즈우드 3방울

로즈 오일은 장미꽃 50송이에서 1방울 정도만 생산되기 때문에 다른 오일에 비해 비싸고 귀한 제품이다. 핫셉수트 여왕이나 클레오파트라가 된 기분으로 로즈 목욕을 해보면 어떨까. 장미 꽃잎을 욕조에 띄우면 한층 우아한 기분으로 목욕을 즐길 수 있다.

마사지

- 일랑일랑 4방울 + 샌달우드 2방울 + 로즈 2㎖ + 스위트아몬드 오일 27㎖
- 로즈 2방울 + 로즈우드 3방울 + 호호바 오일 30㎖
- 일랑일랑 2방울 + 라벤더 3방울 + 호호바 오일 30㎖

최음 효과가 있는 일랑일랑과 평온함을 느끼게 하는 샌달우드, 기분을 고양시키는 로즈우드, 마음을 진정시키는 라벤더 등으로 마사지 오일을 만들어 몸 전체를 부드럽게 쓸어내리듯 마사지한다.

향수

- 네로리 5방울 + 일랑일랑 10방울 + 호호바 오일 10㎖

● 로즈 5방울 + 그레이프프루트 5방울 + 네로리 5방울 + 호호바 오일 10ml

우아하고 관능적인 향기로 나만의 향수를 만들어 보자. 그레이프푸르트는 톱 노트이며 네로리는 미들 노트, 로즈와 일랑일랑은 미들부터 베이스까지 커버하여 오랫동안 향이 남게 한다. 직접 만든 향수는 순도 높은 에틸 알코올을 사용하지 않기 때문에 피부 자극이 적다.

에로틱한 밤을 보내고 싶을 때

사랑하는 사람과 함께하고 싶은 것은 자연스러운 이치이다. 사랑하는 사람과 로맨틱한 분위기를 연출하는 데에는 무엇보다도 촛불이 효과적이다. 여기에 성적 흥분을 유발시키는 향기를 더하면 한층 섹시한 분위기를 만들 수 있다. 서로 마사지를 해주는 것도 권할 만하다. 은은한 조명과 이국적인 향기, 사랑하는 사람의 부드러운 감촉이 어우러져 어색해지기 쉬운 순간을 행복으로 이끌어 준다.

방향욕

● 일랑일랑 2방울 + 패츌리 1방울

● 일랑일랑 1방울 + 샌달우드 2방울

● 자스민 2방울 + 패츌리 1방울

최음 효과가 있는 일랑일랑, 성욕을 자극하는 샌달우드, 섹시한 향의 패츌리, 행복한 느낌을 주는 자스민을 이용한다. 그 밖에 플로럴계와 이국적인 향기를 이용해도 좋다. 특별한 도구가 없어도 촛불에 오일을 떨어뜨리는 것만으로도 로맨틱한 분위기와 향을 즐길 수 있고 소파나 쿠션, 침대 옆의 포푸리와 베개 등에 오일을 떨어뜨려 두는 것도 손쉽게 효과를 볼 수 있는 방법이다.

전신욕

- 일랑일랑 3방울 + 패출리 2방울
- 로즈 2방울 + 그레이프푸르트 3방울

특별한 밤에는 우아하고 섹시한 향으로 목욕하는 것도 괜찮다. 관능적인 향기의 일랑일랑과 성욕을 자극하는 패출리, 또는 자스민이나 로즈, 그레이프푸르트 등의 오일을 이용해도 좋다.

마사지

- 자스민 2방울 + 패출리 3방울 + 스위트아몬드 오일 30㎖
- 일랑일랑 2방울 + 샌달우드 3방울 + 로즈 1방울 + 호호바 오일 30㎖

두 사람의 애정과 친밀감을 높이기 위한 마사지이므로 너무 강하게 하는 것보다는 부드럽고 가볍게 하는 것이 좋다. 마사지 오일을 양손에 바른 후 파트너의 손을 감싸서 살짝 자기 쪽으로 당기는 듯 하는 동작을 반복한다.

아로마 헬스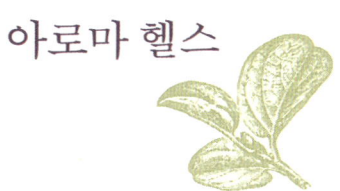

●●● 직접적인 원인에 의해 나타나는 건강문제나 정신적인 것이 원인이 되어 나타나는 여러 증상에 대하여 향기와 목욕, 마사지, 허브 티를 활용하여 트러블을 예방하고 개선하고자 내용을 구성하였다. 알레르기성이나 민감 체질은 반드시 패치 테스트를 실시한 후 사용토록 한다.

감기 · 몸살

쌓인 피로를 제대로 풀지 못했거나 갑자기 기온이 내려가 몹시 떨고 나면, 오싹오싹 한기가 느껴지면서 기침 · 인후통을 동반한 감기나 몸살 증상이 나타난다. 감기에 걸렸다 싶으면 방향욕, 아로마 목욕, 마사지, 허브 티 등 가능한 모든 방법을 활용한다. 단, 페퍼민트는 몸을 서늘하게 하므로 피한다.

감기나 몸살의 징후가 보이면 먼저 따뜻한 물에 에센셜 오일을 떨어뜨리고 땀이 쭉 흐르도록 목욕한다. 그리고 따뜻한 실내에서 편안한 마음으로 충분한 휴식을 취한다.

몸의 컨디션이 안 좋을 때는 음식에도 신경을 써야 한다. 마늘이나 생강, 파를 듬뿍 넣은 음식을 먹으면 몸이 따뜻해지므로 감기 · 몸살에 좋다. 또

위에 부담을 주지 않으면서 소화가 잘되는 음식을 먹고, 허브 티를 자주 마셔 수분을 충분히 공급해 주면 증상이 호전될 것이다.

방향욕

- 라벤더(그레이프푸르트) 3방울

라벤더는 진정 효과가 있어 방향욕을 하면서 편안히 쉬기에 적당하다. 상쾌한 기분으로 재충전의 시간을 갖게 해주는 그레이프푸르트도 추천한다.

전신욕

- 라벤더 4방울 + 유칼립투스 2방울
- 그레이프푸르트 4방울 + 로즈마리 2방울

감기나 몸살의 증상에 따라 그에 맞는 에센셜 오일을 사용해야 한다. 기침이나 인후통을 동반한 감기 몸살이라면 라벤더와 유칼립투스가 적합하다. 몸이 으슬으슬 떨리거나 근육통을 동반하는 몸살에는 라벤더, 로즈마리, 그레이프푸르트, 레몬 등을 이용한다. 아로마 목욕으로 몸을 따뜻하게 해주면 증상이 한결 가벼워질 것이다.

마사지(Ⅰ)

- 라벤더 1방울

정수리 부분인 백회와 뒷목의 천주, 귓바퀴에서 얼굴로 시작되는 화료는 모두 머리에 이상이 있거나 열병이 있을 때 누르는 지압점이다. 이곳에 라벤더를 살짝 바르고 경찰법을 실시하는데, 외출했을 때 등의 상황에서 간단하게 하기 좋은 방법이다.

마사지(Ⅱ)

- 라벤더 4방울 + 유칼립투스 2방울 + 호호바 오일 30㎖

● 라벤더 4방울 + 레몬 2방울 + 호호바 오일 30㎖

만병의 근원이 되는 감기는 초기에 잡아야 한다. 살균 효과가 높은 에센셜 오일을 이용해 마사지하면 공기중의 잡균에 의해 감염되는 것을 막을 수 있다. 마사지는 피로 회복에 좋은 뒷목과 등, 가슴을 중심으로 한다.

허브 티

● 카모마일, 페퍼민트

감기나 몸살에 걸리면 몸이 나른해지면서 소화도 잘 되지 않는다. '위의 벗'으로 알려진 페퍼민트 티는 소화를 촉진하고 면역체를 강화한다. 또 마음을 진정시키고 열을 내려주는 카모마일 티를 마시면 초기 감기 증상에 좋다.

두통

두통은 목이나 어깨 결림, 눈의 피로, 감기가 원인일 수도 있고, 스트레스와 정신적인 문제 때문에 생기기도 한다. 두통이 시작되면 곧 약을 먹게 되지만, 이것이 너무 자주 반복되면 약으로 효과를 보기가 어렵다.

　피로가 원인이라면 진통제를 먹을 것이 아니라 몸과 마음을 편안하게 하는 것이 중요하다. 두통이 오면 우선 목과 어깨를 주물러 풀어 주고, 관자놀이 부근을 가볍게 누르는 등 간단한 마사지와 스트레칭을 해본다. 손수건에 진정 효과가 높은 클라리세이지나 페퍼민트 오일을 떨어뜨려 향기를 맡는 방법도 있다.

　열이 있는 두통이라면 통증을 완화시키는 라벤더 오일을 차가운 습포로 만들어 이마 또는 뒷목에 대고 있어도 효과적이다.

방향욕

- 유칼립투스(마조람) 3방울
- 손수건을 이용할 때 | 라벤더(로즈마리/페퍼민트) 1, 2방울

정신을 안정시키고 고통을 완화시키며 기분을 상쾌하게 하는 라벤더나 페퍼민트를 손수건에 떨어뜨려 향기를 맡는다. 그러나 코에 직접 대거나 강하게 들이마시면 좋지 않다. 또, 기관지에 좋은 유칼립투스, 혈액 순환을 촉진하는 마조람을 아로마 포트나 가습기에 떨어뜨려 확산시킨다.

목욕

- 반신욕 | 라벤더 2방울 + 클라리세이지 1방울 + 마조람 1방울
- 전신욕 | 라벤더 2방울 + 클라리세이지 2방울 + 마조람 2방울
  라벤더 4방울 + 로즈마리 2방울

따끈한 물에서는 반신욕을, 조금 뜨거운 물에서는 전신욕을 한다. 라벤더와 클라리세이지, 로즈마리, 마조람 등 여러 종의 오일을 조합해서 사용하면 상승 작용과 독특한 향기가 편히 쉬게 해준다.

냉습포

- 라벤더 2방울 + 페퍼민트 1방울

세면기에 차가운 물을 받아 오일을 떨어뜨리고 수건을 적신다. 수건을 짜서 이마와 눈 위에 얼마간 대고 있는다. 숙취에서 오는 두통에는 효과 만점이다.

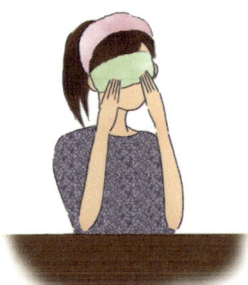

마사지

- 라벤더 3방울 + 호호바 오일 10㎖

● 라벤더 3방울 + 로즈마리 2방울 + 호호바 오일 20㎖

마사지 오일을 양손에 덜어 중지로 관자놀이를 누르기도 하면서 문지른다. 눈이 피곤해서 오는 두통에는 눈 주위를 가볍게 누르고 나서 양 눈을 감고 위에서 살짝 누른다. 뒷목과 어깨를 마사지해도 좋다.

또는 관자놀이(태양혈)와 백회, 이마 위 3㎝ 정도에 위치한 상성혈, 뒤통수의 머리뼈와 살이 만나는 지점(아문혈)에 오일을 직접 바르고 경찰법을 실시한다.

허브 티

● 라벤더, 페퍼민트, 레몬그래스

아로마 목욕으로 몸을 따뜻하게 한 다음, 잠자리에 들기 전에 허브 티를 마셔보자. 라벤더는 두통을 가라앉히고, 페퍼민트는 피로 회복에 좋으며, 레몬그래스는 소화기계의 기능을 조절한다.

기침과 코막힘

기침과 코막힘은 대부분 감기로 인해 생긴다. 그러나 분진이나 이산화탄소 등 오염된 공기가 알게 모르게 기침이나 인후통 또는 코막힘을 유발하기도 한다. 이럴 때 살균과 소독 작용을 하는 에센셜 오일을 사용하면 아주 효과적이다. 또 실내에 향기를 확산시키면 공기가 정화되어 가족이나 다른 사람에게 감염되는 것을 막을 수 있다.

외출중에 기침이 멎지 않을 때나, 기침을 하기 곤란한 장소에서는 손수건에 오일을 1, 2방울 떨어뜨려 향기를 맡으면 아주 편해진다. 마사지 오일을 만들어 가슴을 가볍게 문지르면 호흡하기가 부드러워지며, 에센셜 오일로 스팀을 하면 기침이 진정되고 코도 시원하게 뚫린다. 에센셜 오일에는 면역력을 높이는 힘이 있으므로 감기를 예방할 수 있고, 감염된 경우에도 증상이 더 나빠지는 것을 막아 준다. 목이 좀 아픈 것 같으면 마로우와 타임 티를 마신다.

방향욕

- 유칼립투스 3방울
- 손수건을 이용할 때 | 라벤더(티트리/유칼립투스/베르가못) 1~2방울

전신욕

- 유칼립투스 2방울 + 라벤더 2방울 + 로즈마리 2방울

유칼립투스는 코의 염증과 불쾌감을 완화시키며 가래를 제거하는 작용을 한다. 라벤더는 염증을 진정시키고 호흡을 편하게 해주며, 로즈마리는 머리를 맑게 하여 심신을 상쾌하게 하고 살균, 소독 작용과 혈액 순환을 촉진시킨다.

뜨거운 물에 오일을 떨어뜨린 뒤 몸이 따뜻해지도록 목욕을 하면 혈행과 발한을 촉진시킨다. 목욕 후에는 몸이 식지 않도록 따뜻하게 하고 허브 티를 마시고 푹 쉬도록 한다. 그 밖에 기침을 가라앉히는 사이프러스, 살균·소독 작용을 하면서 면역력도 높여 주는 티트리와 페퍼민트 등도 효과적이다.

마사지

- 로즈마리 3방울 + 라벤더 2방울 + 페퍼민트 2방울 + 호호바 오일 30㎖
- 유칼립투스 2방울 + 라벤더 3방울 + 로즈마리 2방울 + 호호바 오일 30㎖

손에 마사지 오일을 덜어 한 손으로 가볍게 원을 그리듯 흉부 부분을 문지른다. 에센셜 오일의 성분이 흉부에 작용하여 호흡을 편하게 해준다. 그리고 향기가 코로 흡입되어 코막힘과 목의 통증도 완화시켜 준다.

스팀

● 베르가못 2방울 + 유칼립투스 1방울

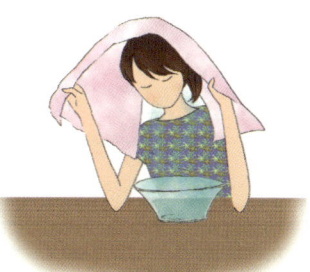

세면기에 따뜻한 물을 담아 에센셜 오일을 떨어뜨린다. 김이 새어나가지 않도록 타월을 뒤집어 쓴다. 눈을 감고 얼굴을 수면 가까이 대 5~10분 정도 김을 쏀다. 때때로 입을 반쯤 열어 호흡하면 오일의 성분이 입과 코로 흡수되어 코막힘이나 인후통 등의 증상을 약화시킨다.

허브 티

● 마로우, 타임, 민트

호흡기계의 질환에 효과가 있는 마로우와 타임으로 허브 티를 만들어 수시로 양치를 하면 효과가 있다. 따뜻한 물에 우려내는 차로 마셔도 좋다. 또, 가을부터 매일 민트 티 마시는 습관을 들이면 감기를 예방할 수 있다.

어깨 결림

어깨 결림은 근육에 유산이 축적되어 혈액 순환이 나빠지기 때문에 생기는 것이므로 먼저 마사지와 스트레칭으로 뭉친 근육을 풀어 준다. 팔을 빙글빙글 돌린다거나 어깨를 으쓱으쓱하는 등 간단한 운동이라도 효과적이다.

또 따뜻한 습포를 목과 어깨의 결린 부분에 대고 근육을 편히 쉬게 하는 것도 좋은 방법이다. 이뇨 작용이 있어 독소를 배출하고 혈행을 촉진하는 에센셜 오일을 이용하면 보다 효과적이다.

어깨 결림에는 혈행을 촉진하는 목욕도 효과가 있으므로 매일 목욕하는 습관을 붙이자. 목욕을 할 수 없는 경우에는 수욕과 족욕으로 긴장을 풀어 주는 방법도 좋다.

전신욕

- 주니퍼베리 3방울 + 라벤더 3방울
- 라벤더 2방울 + 로즈마리 2방울 + 사이프러스 2방울

국소 근육을 자극하여 결림을 풀어 주는 주니퍼베리, 통증이 있는 근육을 편하게 이완시키는 라벤더를 이용한다. 통증을 완화시키고 심신을 상쾌하게 하는 로즈마리, 혈액순환을 촉진시키는 사이프러스도 추천할 만하다. 시간을 두고 천천히 목욕하면서 목 뒤부터 어깨까지 뭉친 부분을 마사지로 풀어주면 보다 빠른 효과를 볼 수 있다. 또 샤워하면서 뭉친 부분을 집중적으로 자극하는 방법도 있는데, 샤워는 목욕 전에 간단하게 한다.

온습포

- 라벤더 1방울 + 마조람 1방울 + 로즈마리 1방울
- 페퍼민트 1방울 + 라벤더 2방울

온습포는 결림이 만성화되었거나 결림을 빨리 풀고 싶을 때 효과적이다. 세면기에 뜨거운 물을 넣고 그 안에 오일을 떨어뜨린다. 수건을 적셔 물기를 짠 다음 어깨에 올려 놓고 10~20분 정도 있는다. 도중에 수건이 식으면 따뜻한 수건으로 바꾸어 준다. 수건을 덮은 상태에서 뭉친 부분을 가볍게 주무른다.

마사지

- 페퍼민트 1방울 + 라벤더 3방울 + 로즈마리 3방울 + 호호바 오일 30㎖
- 로즈마리 3방울 + 마조람 2방울 + 라벤더 2방울 + 스위트아몬드 오일 30㎖

마사지 오일을 바르고 목에서 어깨에 걸쳐 크게 원을 그리듯 주물러 간다. 특히 결림이 심한 부분은 조금 힘을 주어 지압한다. 혼자 하는 것보다는 파트너가 마사지를 해 주면 더욱 효과적이다.

근육통

오랜만에 등산을 하거나 갑자기 심한 운동을 하면 다음날 근육통으로 고생하게 된다. 또 긴 시간 똑같은 자세로 일을 하거나 하면 혈행이 나빠져 근육이 긴장한 나머지 통증을 수반하는 경우도 있다. 근육통의 증상은 심한 결림과 비슷한 것부터 경련과 염증 등 다양하지만, 어느 경우이건 가장 좋은 방법은 습포이다.

운동한 뒤에는 근육이 화끈거리는 것을 막기 위해 냉습포를 하고, 운동하기 전에는 근육을 따뜻하게 해서 유연하게 하는 온습포를 한다. 가벼운 타박상이나 관절을 삐끗했을 때는 마조람과 라벤더 등 근육 경련과 염증을 진정시키는 오일을 조합해 사용한다.

목욕

- 족욕 | 라벤더 2방울 + 로즈마리 1방울

    사이프러스 1방울 + 레몬 1방울 + 로즈마리 1방울

- 전신욕 | 마조람 2방울 + 유칼립투스 2방울 + 라벤더 2방울

    사이프러스 2방울 + 레몬 2방울 + 로즈마리 2방울

발의 근육통을 빨리 풀고자 할 때는 족욕을 반복하는 것이 효과적이다. 부기를 빼고 땀을 억제하는 사이프러스와 소화기계의 기능을 활성화시키는 레몬, 근육을 유연하게 하여 정신을 평온하게 하는 로즈마리를 이용한다. 경련을 진정시키며 통증이나 염증을 완화시키는 마조람과 근육의 뭉친 부분을 풀어 주고 통증을 완화시키는 유칼립

투스도 효과적이다. 40℃ 정도의 온수에 에센셜 오일을 떨어뜨린 다음 복숭아뼈 위까지 담그고 5~10분 정도 그대로 있는다. 다시 냉수를 담은 세면기에 발을 담그면 혈액 순환이 좋아져 긴장이 풀린다. 이때 냉수에 오일을 떨어뜨리면 더욱 효과적이다. 전신욕을 할 때는 물을 조금 뜨겁게 한다.

습포

- 온습포 | 라벤더(마조람) 2방울
- 냉습포 | 유칼립투스(로즈마리) 2방울

세면기에 뜨거운 물을 담아 라벤더나 마조람 오일을 떨어뜨리고 수건을 적신다. 운동을 하기 전에는 근육통이 일어날 것 같은 부분에 5분 정도 습포한다. 냉습포에는 유칼립투스나 로즈마리를 이용한다. 운동 후 근육의 경련이나 염증을 진정시키는 데 좋다.

마사지(Ⅰ)

- 바질 2방울 + 라벤더 3방울 + 로즈마리 2방울 + 호호바 오일 30㎖
- 유칼립투스 2방울 + 라벤더 3방울 + 마조람 2방울 + 스위트아몬드 오일 30㎖

혈행을 촉진시켜 근육을 풀어 주는 바질을 섞어 만든 마사지 오일로 뭉친 근육을 부드럽게 풀어 간다. 힘을 주지 말고 쓸어내리듯 하는 것이 포인트이다. 정신적으로 안정감을 주는 향의 에센셜 오일을 추가하는 것도 좋겠으나, 염증이나 부기가 심한 경우에는 마사지를 피한다.

마사지(Ⅱ)

- 라벤더 2방울 + 유칼립투스 3방울 + 로즈마리 2방울 + 호호바 오일 30㎖

장딴지는 근육통을 유발하기 쉬운 부위이다. 운동 후 딱딱해진 장딴지를 부드럽게 마사지한다. 무릎을 세운 자세에서 양손으로 한쪽 다리를 붙잡고 양 엄지손가락이 아킬레스건에 오도록 한다. 그대로 엄지손가락에 힘을 주면서 무릎까지 경찰법으로 마사지한다. 그 다음에 엄지손가락으로 장딴지를 가볍게 주무르는 유념법을 실시한다. 장딴지 이외의 근육통에도 유념법으로 마사지하는 것이 도움이 된다.

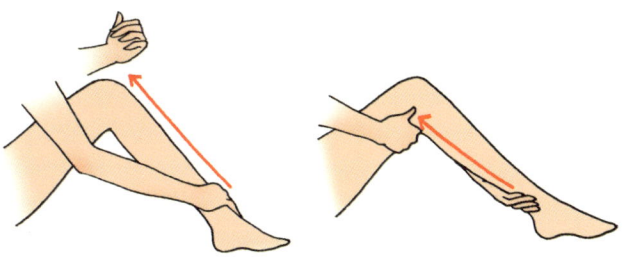

눈의 피로와 건조

컴퓨터 모니터나 텔레비전을 장시간 보면 눈이 뻑뻑해지면서 피로해진다. 눈의 피로와 안구 건조 등은 시력을 약화시킬 뿐 아니라 어깨 결림이나 두통을 유발하기도 한다. 최근에는 안구 건조증이라 불리는 질환도 등장했는데, 눈물의 양이 적어 눈이 쉽게 건조해지고 피곤해지는 증상을 말한다. 심해지면 눈에 통증을 느끼기도 한다.

눈의 피로에는 에센셜 오일이나 허브를 이용한 습포가 효과적이다. 온습포는 눈 주위의 긴장을 풀어 주고, 냉습포는 따끔따끔한 통증을 없애 준다. 단, 눈언저리는 민감한 부분이므로 비교적 자극이 적은 오일을 골라 매우 옅게 희석해서 사용해야 한다. 일단 눈에 피로가 몰려오면 무리하게 일을 하거나 텔레비전을 보지 말고 푹 쉬는 것이 좋다.

전신욕

- 라벤더 4방울 + 로만카모마일 2방울

피곤하고 건조한 눈에 효과가 있는 라벤더와 로만카모마일을 넣은 물에 들어가 몸과 마음을 편하게 한다. 욕조 안에서 전신을 가볍게 마사지하는 것도 효과적이다. 그 외에 네롤리나 마조람, 라벤더, 로즈 등의 에센셜 오일로 목욕해도 같은 효과를 얻을 수 있다.

습포

- 온습포 | 라벤더(로만카모마일) 2방울
- 냉습포 | 저먼카모마일 5g(허브)

라벤더나 로만카모마일을 이용하여 눈 위와 목 뒤를 온습포하면 긴장이 풀어진다. 냉습포를 하려면 우선 저먼카모마일의 허브 티를 만들어 냉장고에서 차게 식힌다. 이를 탈지면이나 화장솜에 가득 적셔 가볍게 짜낸 다음에 눈 위에 얹는다. 저먼카모마일 티에 적신 탈지면을 냉동실에 보관해 두면 쉽고 빠르게 냉습포할 수 있어 편리하다.

마사지

- 베티버 3방울 + 마카데미아넛 오일 15㎖
- 마조람 2방울 + 라벤더 3방울 + 로즈 1방울 + 호호바 오일 30㎖

뒷목이나 어깨, 두피 등의 긴장을 풀어 주는 것만으로도 눈의 피로는 깨끗이 회복된다. 또 관자놀이나 눈과 눈 사이를 마사지해도 매우 효과적이다. 단, 눈언저리는 자극에 약한 부분이므로 캐리어 오일만으로 마사지한다. 중지에 캐리어 오일을 묻혀 두 눈 주위를 가볍게 눌러간다. 관자놀이와 눈과 눈 사이는 특히 천천히 누른다. 어깨와 목이 결리는 사람은 마사지 오일을 만들어 목에서 어깨로 크게 원을 그리듯 문지른다.

발의 피로

옛날 사람들은 먼길을 떠날 때 족삼리 혈에 뜸을 뜨고 갔다고 한다. 하루 종일 걸어야 하므로 뜸을 떠 발의 피로를 풀어 주었던 것이다. 서서 일하는 사람이나 많이 걸어다니면서 일하는 사람들은 특히 발의 건강에 신경을 써야 한다. 또 하이힐이나 너무 꼭 맞는 구두를 신고 있으면 압박감 때문에 발이 붓거나, 심해지면 두통과 구토를 일으키는 등 몸 전체에 나쁜 영향을 줄 수도 있다.

발의 피로나 붓는 현상은 혈액 순환이 원활히 이루어지지 않아 생긴다. 이럴 때는 우선 구두를 벗고 발을 편하게 해주어야 하지만, 평소 목욕 후에 마사지하는 습관을 가지면 좋다. 발바닥, 발가락과 발가락 사이, 장딴지를 주물러 주고 발끝에서 무릎 쪽으로 발 전체를 마사지한다.

족욕도 혈행을 촉진시키는 데 아주 좋으며 사이프러스 오일을 넣으면 발 냄새를 없애는 효과도 기대할 수 있다. 화끈거리고 통증이 있을 때는 라벤더와 로즈마리로 냉습포를 한다.

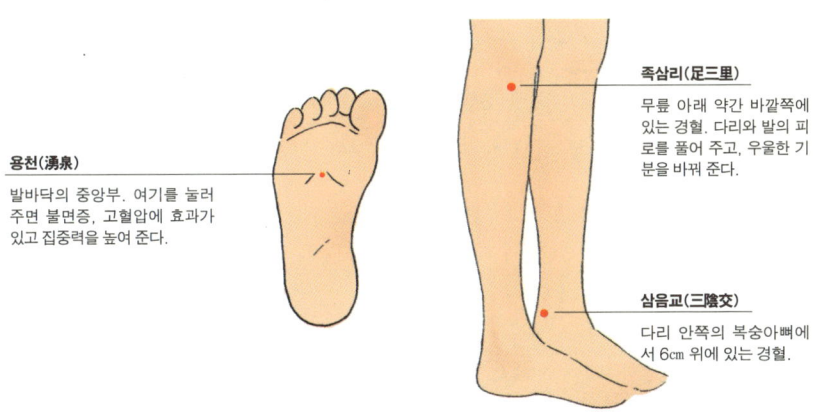

용천(湧泉)
발바닥의 중앙부. 여기를 눌러 주면 불면증, 고혈압에 효과가 있고 집중력을 높여 준다.

족삼리(足三里)
무릎 아래 약간 바깥쪽에 있는 경혈. 다리와 발의 피로를 풀어 주고, 우울한 기분을 바꿔 준다.

삼음교(三陰交)
다리 안쪽의 복숭아뼈에서 6cm 위에 있는 경혈.

목욕

- 족욕 | 사이프러스 1방울 + 주니퍼베리 1방울

    사이프러스 1방울 + 페퍼민트 1방울

    페퍼민트 3g + 세이지 2g (허브 주머니)

- 전신욕 | 주니퍼베리 3방울 + 로즈마리 3방울

    페퍼민트 2방울 + 라벤더 4방울

세면기에 뜨거운 물을 받아 냉수를 섞어가면서 온도를 조절한다. 여기에 사이프러스나 주니퍼베리, 또는 페퍼민트를 넣고 저은 다음 복숭아뼈 위까지 발을 담그고 5~10분 정도 있는다. 페퍼민트와 세이지를 허브 주머니로 만들어 세면기에 넣고 뜨거운 물을 부어 5~10분 정도 그대로 둔다. 허브 성분이 빠져나오면 물의 온도를 낮게 조절한 다음 발을 담그고 족삼리 혈을 문질러 준다. 노폐물을 배출시키고 근육을 자극해 풀어 주는 주니퍼베리, 흥분을 가라앉히고 상쾌한 기분을 갖게 하는 페퍼민트, 혈행을 촉진시켜 근육 피로를 완화시키는 로즈마리를 따뜻한 물에 넣고 전신욕한다.

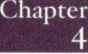

냉습포

- 사이프러스 1방울 + 페퍼민트 1방울
- 로즈마리 1방울 + 라벤더 1방울

발이 지쳐 있을 때는 장딴지에 냉습포를 해주면 좋다. 차가운 물에 오일을 넣고 수건을 적셔 짜서 장딴지에 댄다. 근육의 경련을 진정시키고 염증을 완화시킨다.

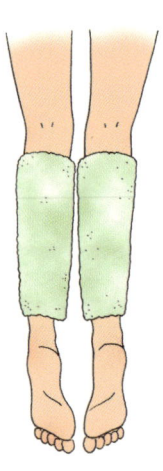

마사지

- 주니퍼베리 3방울 + 로즈마리 2방울 + 마조람 2방울 + 호호바 오일 30㎖
- 사이프러스 3방울 + 라벤더 2방울 + 로즈마리 2방울 + 스위트아몬드 오일 30㎖

마사지 오일을 만들어 양쪽 발 전체에 바른다. 허벅지 끝에서 발등까지 손을 미끄러 뜨리고, 그대로 다리 뒤를 감싸듯이 하여 돌아온다. 중지의 측면을 이용해 장딴지를 훑듯이 아래에서 위로 강하게 문지른다. 가능한 한 무릎을 편 상태에서 마사지한다.

무좀

무좀은 겨울에는 잠잠하다가도 여름만 되면 극성을 부려 괴롭기 그지없는 고질병이다. 온갖 약을 다 써보아도 좀처럼 낫지 않는 데다가 전염될 소지도 안고 있어 여간 조심스럽지 않다. 무좀 감염 원인 균도 에센셜 오일과 허브로 제거할 수 있다. 다만 증상이 어느 정도 완화되었다 하더라도 피부 깊숙한 곳에는 균이 살아 있으므로, 수주일간 계속해서 환부에 발라 주어야 한다.

　무좀에도 티트리 원액을 직접 바르는 방법이 효과적이다. 그러나 발의 피부가 거친 경우에는 침투력이 뛰어난 크림을 만들어 발톱 주변까지 정성껏 바른다. 허브 우려낸 물로 족욕을 하는 것도 효과적이지만, 끝난 뒤에는 발가락 사이에 물기가 남아 있지 않도록 수건이나 드라이어로 완벽하게 말리는 것이 중요하다.

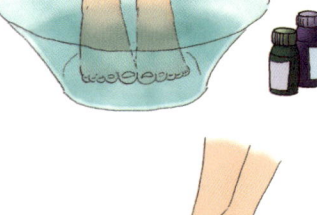

족욕

● 세이지 5g + 타임 3g + 라벤더 2g (허브 주머니)

● 타임 10g + 정제수 500㎖ + 소금 40g

● 티트리 2방울 + 라벤더 1방울

세면기에 허브 주머니를 넣어 뜨거운 물을 붓고 5~10분 우려낸다. 찬물을 넣어 온도를 조절한 뒤 복숭아뼈까지 발을 담근다. 물이 식지 않도록 뜨거운 물을 부어가며 5~15분 계속한다. 타임을 이용할 경우 뜨거운 증류수나 정수된 물에 닭가 우려낸 후 소금을 넣어 녹인 뒤 약 15분 정도 족욕한다. 에센셜 오일을 이용할 때도 세면기에 뜨거운 물을 부어 티트리와 라벤더를 떨어뜨린 다음 발을 충분히 담근다.

족욕이 끝나면 살균·소독 작용이 뛰어난 티트리와 라벤더를 면봉 끝에 묻혀 환부에 바른다. 티트리는 상처, 짓무른 피부, 화상 등의 증상을 완화하는 작용을 하며, 냄새를 없애 주기도 한다. 라벤더는 백선균이나 칸디다균에 대하여 항균력이 있는 것이 증명되었다.

크림

● 티트리 2방울 + 라벤더 1방울 + 찰렌둘라 5㎖ + 호호바 오일 10㎖ + 비왁스 3g

살균 효과가 높은 티트리와 라벤더를 이용하여 크림을 만든다. 먼저 비왁스(밀랍)와 캐리어 오일을 섞어 중탕으로 녹인 다음 그릇에 옮겨 섞으면서 식힌다. 크림 상태로 흰색이 되면 티트리와 라벤더를 넣어 다시 섞는다. 이를 환부에 문질러 바른다.

소화기 장애와 설사

소화기가 약한 사람들은 음식을 먹을 때 각별히 조심해야 한다. 무더운 여름에도 차게 식힌 맥주나 청량 음료를 마시면 탈이 나기 쉽다. 또 기름에 튀긴 음식 등은 소화기의 부담을 가중시켜 곧바로 탈을 일으킨다. 설사 증상이 있을 때는 따뜻한 죽을 먹으며 장에 자극을 주는 카페인이나 우유, 알코올 등의 섭취는 피해야 한다. 또 하루 정도 음식을 먹지 않는 것도 효과적인데, 이런 경우에는 따뜻한 물을 충분히 마셔서 수분을 보충해야 한다.

족욕

● 스위트오렌지 2, 3방울

족욕으로 발을 따뜻하게 해주면 설사나 복통 때문에 기운이 빠진 하반신의 혈행을 좋게 하며, 소화기계의 기능을 높인다.

온습포

● 로만카모마일 1, 2방울

배에 가스가 차서 괴로울 때나 부글부글 끓는 증상에는 온습포가 효과적이다. 따뜻한 물에 오일을 섞어 수건에 적신 다음 배에 올려놓는다. 기분이 좋아질 때까지 반복한다.

허브 티

● 에키나세아, 저먼카모마일, 페퍼민트, 타임

설사를 하면 수분과 함께 비타민이나 미네랄 성분도 빠져 나간다. 에키나세아 티를 마시면 비타민이나 미네랄을 보충할 수 있을 뿐 아니라, 항균 작용이 있어 식중독이나 복통도 예방할 수 있다. 헛배가 부르거나 복부에 불쾌감이 있을 때는 저먼카모마일이 좋고, 가벼운 구토 증상이나 소화불량에는 페퍼민트가 좋다. 또 상한 것을 잘못 먹었을 때는 강력한 살균력이 있는 타임 티가 효과를 발휘한다.

변비

많은 여성들이 변비 때문에 고통을 받고 있다. 심한 경우 일주일 동안이나 배변이 없는 사람도 있다. 변비가 생기는 원인으로는 운동 부족, 불규칙한 식생활, 스트레스, 여행 등을 꼽을 수 있다. 특히 식물 섬유와 충분한 수분을 섭취하지 못하면 변비가 더

심해진다.

변비에 가장 효과적인 것은 허브 티이다. 그 중에서도 혈액을 정화하는 로즈힙 티를 식후에 항상 마시면 변비 해소에 도움이 된다. 또, 아침식사 후에 미지근한 미네랄 워터를 3컵 정도 마시는 것도 효과적이다. 에센셜 오일을 이용한 마사지로 대장의 운동을 돕거나 목욕으로 스트레스를 풀어 주는 방법도 있다.

그러나 오일에 너무 의존하는 것보다는 규칙적인 식사와 적당한 운동 등 생활 습관을 바꾸는 것이 더 중요하다. 야채나 과일, 해조류 등을 많이 먹고 화장실에 가고 싶을 때 참지 않는 습관을 들여야 한다.

전신욕

- 마조람 2방울 + 스위트오렌지 2방울 + 로즈 2방울
- 펜넬 2방울 + 로즈마리 2방울 + 레몬그래스 2방울

스트레스를 풀어 주고 위장의 활동을 촉진하는 마조람과 소화기계의 기능을 높이는 스위트오렌지, 그리고 혈액을 정화시켜 호르몬의 밸런스를 조절하는 로즈를 이용해 전신욕을 한다. 위장의 활동을 촉진하는 펜넬과 로즈마리, 소화기계의 기능을 높이는 레몬그래스도 많은 도움이 된다. 목욕은 그날의 피로를 풀어 편안히 쉬게 해주고 긴장감을 해소시킨다.

온습포

- 로즈(바질) 1방울 + 로즈마리 1방울 + 펜넬 1방울

세면기에 뜨거운 물을 받아 준비한 오일을 떨어뜨린다. 수건을 적셔 짠 다음 아랫배에 댄다. 바질은 소화기계를 강하게 하며 펜넬은 장을 활발하게 해준다. 배가 차가워지지 않도록 수건이 식으면 다시 한번 뜨거운 수건을 만든다.

마사지

- 바질 1방울 + 마조람 2방울 + 라벤더 3방울 + 호호바 오일 30㎖
- 로즈마리 3방울 + 마조람 2방울 + 블랙페퍼 1방울 + 호호바 오일 30㎖

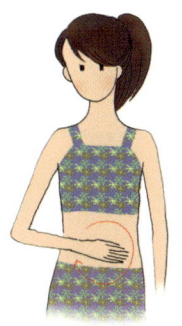

마사지 오일을 손바닥에서 몇 번 비벼 따뜻하게 한 다음, 양손으로 배꼽 주위를 시계 방향으로 부드럽게 쓸어간다. 소화기계의 활동을 활발하게 해주는 오일을 골라 잠자기 전, 또는 아침에 일어났을 때 마사지를 하면 장을 자극해 통변을 촉진하는 효과가 있다.

허브 티

- 다마스커스로즈, 로즈힙

식후에 커피 대신 로즈 티나 로즈힙 티를 마시는 습관을 들이면 도움이 된다. 따뜻한 포트를 준비한 다음 로즈는 3분, 로즈힙은 5분 정도 뜨거운 물로 우려낸다. 이뇨 작용이 강한 우롱차와 섞어 마셔도 좋다.

냉한 체질

여성 특유의 증상으로 손발이 찬 것이 특징인데, 이는 생리 불순을 일으키는 요인이 되므로 주의가 필요하다. 체질적으로 손발이나 몸이 냉한 사람은 대부분 말초혈관의 순환이 원활하지 않으므로, 평소에 손발을 움직여 혈행을 좋게 해야 한다. 손발의 끝을 잘 주물러 풀리도록 마사지를 하거나, 목욕으로 혈행을 촉진하면 효과적이다. 간단한 수욕과 족욕도 충분한 효과가 있다. 에센셜 오일도 혈행을 촉진시켜 몸을 따뜻하게 하는 종류를 선택해 사용한다.

캐리어 오일인 위트점 오일은 비타민 E가 풍부하고 말초의 혈액 순환을 촉진하는 효과가 있다. 단, 점성이 높으므로 다른 캐리어 오일과 섞어서 사용하는 것이 좋다. 또 몸을 따뜻하게 하는 성질이 있는 마늘, 생강, 파 등을 자주 먹고 몸을 차게 하는 과일이나 찬 음료는 피해야 한다.

목욕

- ● 전신욕 | 라벤더 2방울 + 스위트오렌지 2방울 + 주니퍼베리 2방울

  바질 1방울 + 라벤더 3방울 + 로즈마리 2방울

- ● 반신욕 | 스위트오렌지 2방울 + 시나몬 2방울

  로만카모마일 3방울

- ● 수·족욕 | 저먼카모마일 5~10g(허브 주머니)

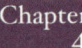

자율신경을 강화하는 라벤더나 혈행을 원활하게 하는 스위트오렌지, 말초의 혈행을 촉진시켜 몸을 따뜻하게 해주는 주니퍼베리를 이용하여 따뜻하게 전신욕을 한다.

반신욕은 저온의 물에서 오랜 시간 하는 목욕으로, 몸 속 깊은 곳까지 따뜻하게 하여 혈행을 촉진시키는 효과가 있다. 스위트오렌지, 혈행을 촉진시켜 몸을 따뜻하게 하는 시나몬 오일을 이용한다. 긴장을 풀어주는 로만카모마일도 좋다.

시간이 없을 때는 간단한 수·족욕을 한다. 세면기에 허브 주머니를 넣고 뜨거운 물을 부어 5~10분 정도 우려낸다. 물이 조금 식었으면 뜨거운 물을 더 붓고 손과 발을 5~10분 정도 담근다. 자기 전에 하면 몸 전체가 따뜻해져 푹 쉴 수 있다. 이외에 로즈마리나 클라리세이지, 주니퍼베리, 스위트마조람 등의 오일도 몸을 따뜻하게 하는 효과가 있다.

마사지

- ● 라벤더 3방울 + 로즈마리 2방울 + 네로리 1방울 + 위트점 오일 5㎖ + 마카데미아넛 오일 25㎖

마사지 오일을 덜어 손바닥으로 비벼 따뜻하게 한다. 마사지하는 손에 약간 힘을 주고 천천히 주무르면서 손가락과 발가락 끝을 하나하나 마사지한다. 손바닥과 발바닥, 무릎 아래까지 해주면 더욱 효과적이다. 복숭아뼈 6㎝ 정도 위를 삼음교라 하는데, 이 경혈은 혈액 순환을 촉진하므로 지압해 주면 좋다.

허브 티

● 터메릭

냉한 체질에는 터메릭 티가 최적이라고 할 수 있는데, 냉감을 해소하며 간을 강하게 하는 효과가 있다. 150~180㎖의 뜨거운 물에 터메릭을 1/2 티스푼 정도 넣고 우려내어 수시로 마신다.

꽃가루 알레르기

길고 지루한 겨울이 끝나고 봄이 찾아올 즈음, 우리 집은 봄을 맞기 위한 몇 가지 준비를 한다. 그중 가장 첫번째로 꼽는 것이 꽃가루 알레르기를 처치할 오일과 허브 티다.

꽃가루 알레르기는 눈의 가려움증과 충혈, 콧물과 코막힘, 재채기 등 다양한 증상을 보이지만 그 불쾌감은 말할 것도 없고 스트레스도 많이 쌓인다. 특히 늦봄에 더욱 심해지는데, 어린 자식이 알레르기로 고생하는 걸 지켜보자니 여간 안쓰러운 게 아니다. 이럴 때 에센셜 오일과 허브를 이용해 보자. 먼저, 저항력을 보충하고 스트레스를 해소시켜 기분을 평온하게 진정시키는 유칼립투스로 방향욕을 해보자. 그러면 방안 공기도 정화되면서 코의 가려움증이 완화되는 걸 느

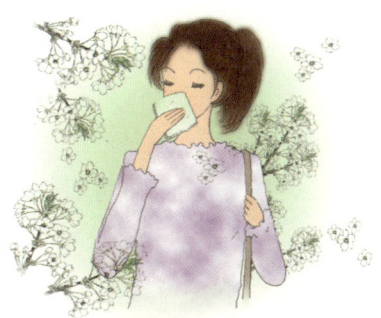

낄 수 있다. 그후 꾸준히 방향욕을 하면서, 아이에게는 손수건에 유칼립투스 오일을 떨어뜨려 갖고 다니게 하고, 엘더플라워 티와 네틀 티를 지속적으로 마시게 하면 알레르기 증상을 크게 완화시킬 수 있다.

스트레스를 받으면 증상이 더욱 악화되는 것을 보면 정신적인 요인도 크게 작용한다는 것을 알 수 있다. 또 집안의 먼지나 진드기류도 증상을 악화시키는 요인이다. 남부지방에서는 삼나무에 의한 꽃가루 알레르기가 많이 발생하는데, 여기에는 사이프러스나 스위트마조람이 특히 효과가 있다. 꽃가루 알레르기는 단시일에 치유되는 병이 아니므로 장기적인 대책을 세우고 습관화하는 것이 중요하다.

방향욕

● 사이프러스 1방울 + 스위트마조람 1방울 + 유칼립투스 1방울

● 손수건을 이용할 때 | 유칼립투스(카모마일) 1, 2방울

유칼립투스는 콧물과 코막힘에 효과가 있다. 유칼립투스나 페퍼민트 등의 오일을 늘 갖고 다니면서 손수건에 떨어뜨려 흡입하면 불쾌감을 줄일 수 있다.

방향욕을 할 때는 사이프러스, 스위트마조람, 유칼립투스, 카모마일 이외에 라벤더, 레몬밤, 프랑킨센스, 벤조인 등을 2주일 단위로 바꾸면서 사용한다. 한 가지만 오래 사용하다 보면 알레르기에 대한 내성이 생길 수 있기 때문이다. 또 눈이 가려울 때는 로즈나 아이브라이트, 카모마일을 이용해 눈에 냉습포를 해주면 효과적이다.

전신욕

● 유칼립투스 3방울 + 스위트마조람 3방울

맑고 강한 유칼립투스 향이 콧물과 코막힘을 완화시켜 준다. 부드럽고 달콤한 마조람 향은 코막힘에서 오는 불쾌감을 없애 주고 스트레스를 해소시키며, 꽃가루 알레르기

에 대한 저항력도 높여 준다. 방향욕을 할 때와 마찬가지로 꽃가루 알레르기에 효과적인 에센셜 오일을 2주일 단위로 바꿔 준다.

허브 티

● 엘더플라워, 네틀, 타임, 스위트마조람, 카모마일

인플루엔자의 특효약이라 일컬어지는 엘더플라워는 알레르기를 완화시키는 작용을 한다. 네틀에는 혈액을 정화하는 엽록소가 함유되어 있어 체질 개선에 효과적이다. 허브 티는 한 가지만 마셔도 좋고 여러 가지를 섞어도 좋은데, 하루에 적어도 1.5 l 이상씩 꾸준히 마셔야 저항력을 기를 수 있다.

아토피성 피부염

아토피성 피부염은 본래 유전적인 알레르기 체질에서 기인하지만 오염된 물이나 공기, 농약 성분이 남아 있는 야채류 섭취 등도 직접적인 원인이 된다. 또 스트레스 등 심리적 요인도 함께 겹쳐 발생하므로 의식주 생활 전체를 바꾸는 것이 중요하다.

아토피성 피부염에는 스테로이드제를 많이 바르는데, 이것은 일시적으로는 염증을 억제하지만 근본적인 치료제는 아니다. 장기간에 걸쳐 스테로이드제를 쓰면 피부가 약해지고 혈관이 확장되는 등 부작용이 일어날 수 있으며, 간에도 부담을 준다. 가능하면 의약품에 의존하지 말고 자연요법으로 체질을 개선하는 것이 가장 좋은 방법이다.

특히 식생활을 개선하는 것이 중요한데, 육류·계란·유제품·등푸른 생선·초콜릿 등은 알레르기 반응을 일으키기 쉬우므로 가급적 섭취하지 않는 것이 좋다. 특히 설탕은 염증을 일으키는 성분이 있어 가려움증을 심화시킨다. 다만 극단적으로 채식만 한다면 어린이의 발육기에 나쁜 영향을 주므로 육식과 균형을 잘 맞추도록 한다. 또 비누나 샴푸 등은 합성 화학물이 첨가되지 않은 것을 사용해야 하며, 샤워할 때 비누를 자주 사용하면 피부의 방어막인 피지분도 씻겨 나가므로, 비누의 사용도 적당히 조절해야 한다. 옷은 면이나 비단 등의 천연소재가 안전하다.

로션

- 로만카모마일 4방울 + 라벤더 3방울 + 스위트아몬드 오일 30㎖
- 로만카모마일 4방울 + 라벤더 3방울 + 달맞이꽃 오일 30㎖ + 위트점 오일 1.5㎖

로만카모마일은 알레르기성 피부에 효과적이며, 라벤더는 가려움을 완화시키고 동시에 살균력이 뛰어나다. 또, 캐리어 오일인 스위트아몬드 오일, 달맞이꽃 오일, 위트점 오일도 피부의 가려움을 억제하고 염증성 질환에 효과적이다. 아이들에게 사용할 때는 어른의 1/3정도로 시험해 본 뒤 이상이 없을 때 사용하는 것이 좋다.

냉습포

- 저먼카모마일, 로즈워터

로즈 워터나 저먼카모마일 우려낸 것에 수건을 적셔 2, 3차례 환부를 냉습포한다. 습포가 끝나면 마카데미아넛 오일이나 칼렌둘라 우려낸 물을 환부에 발라 준다.

허브 티

- 저먼카모마일, 네틀

혈액을 깨끗하게 하는 데는 네틀 티가 좋다. 특히 야채를 잘 안 먹는 사람이라면 네틀 티를 마심으로써 비타민이나 미네랄을 섭취할 수 있다. 염증이 심한 경우에는 소염 성분을 포함한 저먼카모마일이 좋다. 몸을 따뜻하게 하는 성분도 있으므로 냉한 증상이 악화될 때 효과적이다.

건조성 가려움증

이 증상은 혈행이 좋지 않아 생기기도 하지만, 사실은 아파트와 같은 시멘트 건물에서 살기 때문에 나타나는 부작용이라고도 볼 수 있다.

필자도 아파트에서 살고 있는데, 2년 전쯤부터 종아리 부분에 울긋불긋한 것이 돋아나면서 가렵기 시작했다. 처음에는 별것 아니려니 생각했는데 증세는 갈수록 심해졌다. 나중에는 참기 어려워 가려운 부위를 소금으로 비빌 만큼 그 괴로움은 말로 표현하기 어려울 정도였다. 또 허벅지 부근의 피부가 가죽처럼 거칠어지고 점점 부위를 넓혀가며 각질이 생겼다. 가렵기도 했지만 손으로 만질 때마다 매우 불쾌하였다.

이미 허브와 아로마테라피를 연구하던 터라 처음부터 연고 등을 사용하는 대신 대신 에센셜 오일을 사용해 보기로 했다. 로만카모마일 등과 호호바 오일을 조합하여 아침저녁으로 한번씩 마사지하였더니 가려운 증상이 멎었고, 그후 허벅지의 각질이 모두 없어지면서 피부가 깨끗이 재생되었다.

그 무렵 주변 사람들과 대화를 나누다가 의외로 같은 증상을 호소하는 사람이 많다는 사실을 알게 되었다. 특히 필자의 강의를 듣는 여학생들에게 그 같은 방법을 일러주었더니, 한 학생은 이틀 만에 완전히 나았다고 하고 또 다른 학생은 일주일 정도 사용하니 좋아졌다고 했다.

건조에 의한 가려움증은 환경의 영향이 크기 때문에 이런 증상을 호소하는 사람이 점점 늘어나고 있다. 아로마 목욕, 아로마 마사지로 혈행을 촉진하고 에센셜 오일로 화장품을 만들어 피지의 밸런스를 조절하면 좋은 효과를 볼 수 있다.

전신욕

● 라벤더 3방울 + 샌달우드 2방울 + 레몬 1방울

따뜻한 물에 라벤더와 샌달우드, 레몬을 떨어뜨려 잘 섞는다. 욕조에 15분쯤 몸을 담가 혈행을 촉진시킨다.

라벤더는 염증을 억제하고 가려움증을 완화하는 작용을 하며, 샌달우드와 레몬은 보습 작용으로 피부를 조절하여 가려움증을 완화시킨다. 아토피성 피부염 때문에 가려운 거라면 로만카모마일을 사용한다. 가려움증을 억제하고 피부를 강화시키는 작용을 한다.

로션

● 로만카모마일 4방울 + 라벤더 2방울 + 로즈마리 2방울 + 호호바 오일 30㎖

로만카모마일은 알레르기성 피부에 효과적이고 라벤더는 가려움을 완화시키며, 로즈마리는 살균 효과가 뛰어나다. 마사지 오일을 손바닥에 덜어 가려운 곳에 수시로 바른다. 이외에 프랑킨센스는 피부를 활성화시켜 탄력성을 주며 로즈와 샌달우드는 뛰어난 보습 효과로 건조를 막아 주며 가려움증을 억제시킨다.

생리통

모든 여성들이 생리통을 갖고 있는 것은 아니다. 아무런 불편 없이 생리를 마치는 사람이 있는 반면, 생리 시작하기 며칠 전부터 불쾌감, 심한 복통과 허리 통증 등으로 외출하기조차 어려운 여성도 있다.

생리통은 특별한 질병이 아니지만 한 달에 한 번씩 이런 고통을 겪어야 하는 여성의 입장에서는 심각한 고민이 아닐 수 없다. 생리통을 겪는 여성들은 대부분 통증이 올 때마다 진통제를 복용한다고 한다. 그러나 계속해서 진통제를 복용하게 되면 약에 대한 내성을 키워 복용량을 점점 늘려야 한다.

생리통은 혈액 순환 장애나 호르몬 밸런스가 맞지 않을 때 생기기도 하는데 특히 손발 등의 냉증을 더욱 악화시킨다. 따라서 내의를 입고 양말을 신어 보온에 신경 써야 한다. 또 생활 습관이나 체질 등 다양한 요소가 원인이 되어 생리통을 유발하기도 하므로, 우선은 규칙적인 식생활을 하면서 허브와 에센셜 오일을 이용해 평소의 습관을 개선해 보는 것이 좋다. 지방분이나 카페인 등 자극적인 음식을 줄이고, 비타민이나 미네랄이 풍부한 식품을 섭취하도록 한다. 또 평소에 저먼카모마일 차를 마시거나 하복부 마사지를 하면 통증을 어느 정도 줄일 수 있다.

생리 예정일 1주일 전부터 라벤더 오일로 온습포를 하는 것도 효과적이다. 클라리세이지와 마조람, 제라늄, 일랑일랑, 사이프러스, 로즈, 자스민 등의 오일은 호르몬 밸런스를 조절하여 기분을 밝게 하거나, 자궁을 강하게 하는 등 여성의 신체 특성에 잘 맞는 오일이다.

또 복숭아뼈 위에서 약 6cm 정도에 있는 삼음교는 간경, 비경, 신경이 교차하는 경혈인데, 클라리세이지 오일을 이용해 하루 2번 경찰법을 실시하면 모든 부인병에 효과가 있다.

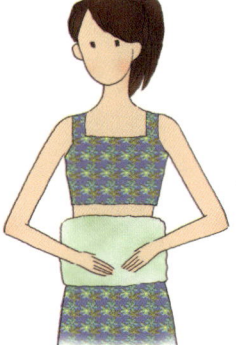

온습포

●라벤더(마조람) 2, 3방울

라벤더나 마조람을 떨어뜨린 물에 수건을 적셔 하복부나 허리에 댄다. 온습포는 혈행을 좋게 하여 통증을 덜어 주는 역할을 한다. 또 라벤더 향은 릴랙스 효과를 주므로 생리통을 완화시키며 마조람 역시 같은 효과가 있다.

방향욕

- 제라늄(네로리) 3방울

정서적으로 불안정할 때는 호르몬 분비를 조절하는 제라늄이 좋다. 우울증이 있을 때는 기분을 밝게 하는 네로리를 방안에 확산시킨다. 또 외출중에는 긴장감과 통증을 완화시키는 로즈를 손수건에 떨어뜨려 흡입하면 효과적이다.

목욕

- 전신욕 | 주니퍼베리 3방울 + 제라늄 3방울
- 족욕 | 클라리세이지 2방울

뜨거운 물에 오일을 잘 섞어 15~20분 정도 몸을 푹 담근다. 목욕을 하기 곤란한 상황이라면 족욕으로도 효과를 얻을 수 있다. 호르몬 밸런스를 조절하여 증상을 완화시키는 클라리세이지를 이용해 10분 정도 발을 담가 따끈하게 한다. 발을 따뜻하게 해주면 생리통을 완화시킬 수 있다.

마사지

- 클라리세이지 4방울 + 네로리 4방울 + 스위트아몬드 오일 30㎖
- 클라리세이지 4방울 + 주니퍼베리 4방울 + 호호바 오일 30㎖
- 카모마일 3방울 + 클라리세이지 3방울 + 사이프러스 3방울 + 자스민 2방울 + 호호바 오일 50㎖

호르몬의 밸런스를 조절하여 자궁을 강화하는 효능이 있는 클라리세이지와 역시 호르몬의 밸런스를 조절하는 네로리를 스위트아몬드 오일과 섞어 마사지 오일을 만든다. 생리를 정상화시키며 통증이 수반된 경련을 완화시키는 주니퍼베리와 진정 작용을 하는 사이프러스, 생리에 의한 우울증을 개선하는 자스민을 조합해서 마사지를 해도 효과적이다.

마사지 오일을 손에 덜어 아래로 향해 쓸어내리듯 배를 마사지한다. 마사지는 생리가 시작되기 1주일 전부터 하는 것이 좋다. 또 여성 호르몬과 관련이 있는 삼음교를 지압하거나 등에서 허리까지 마사지를 하는 방법도 추천할 만하다.

허브 티

● 저먼카모마일, 포트마리골드, 레몬밤

저먼카모마일에는 정신을 편안하게 하여 호르몬의 분비를 조절하고 고통이나 경련을 억제시키는 효과가 있다. 레몬밤이나 포트마리골드 역시 같은 효과가 있으므로 평소에 이런 허브 티를 마시면 생리통이 완화된다.

생리 불순

여성의 생리 주기는 개인차가 심하므로 정상 주기에서 조금 벗어난다 해도 간격이 일정하면 걱정할 필요는 없다. 그러나 사회가 복잡해지면서 여성들이 겪는 스트레스나 환경적인 요인 등으로 인해 생리 주기가 불규칙해지거나 양의 많고 적음, 또는 생리를 거르는 여성이 많아지고 있으므로 호르몬 밸런스를 조절하는 클라리세이지, 제라늄, 일랑일랑, 사이프러스, 로즈, 자스민 등의 오일을 사용해본다. 심한 경우에는 무배란 케이스도 있으므로, 기초 체온을 측정하여 배란 유무를 확인하고 이상이 있다고 생각되면 산부인과를 찾아 상담하는 것이 좋다.

생리불순은 성 호르몬의 중추가 되는 뇌하수체와 자율신경의 중추가 되는 간뇌(間腦)의 불균형에서 오는 것이다. 이때에는 정신적인 동요, 초조감, 불면증, 냉증, 현기증, 요통 등의 증상이 나타난다. 정신적인 불안 요소와 스트레스를 멀리하는 것도 중요하다.

전신욕

● 클라리세이지 3방울 + 라벤더 3방울

● 라벤더 3방울 + 마조람 2방울 + 프랑킨센스 1방울

초조하거나 불안한 증상, 불면증 등이 나타나면 따뜻한 물에 몸을 담그고 긴장을 푼다. 긴장을 완화시키며 호르몬의 밸런스를 조절하는 클라리세이지, 정신의 밸런스 조절과 더불어 냉증과 고통을 완화시키는 라벤더나 마조람, 마음을 안정시켜 평온함을 주는 프랑킨센스를 이용하면 효과적이다. 취침 전의 목욕은 심신을 편안하게 해 스트레스에 의한 피로와 불면증 등을 완화시킨다.

온습포

● 로만카모마일(라벤더) 2방울

고통을 완화하고 초조감을 억제하는 효과가 있는 로만카모마일이나 진정 작용을 하는 라벤더 오일을 이용하여 하복부에 온습포를 한다. 생리통이 있을 때도 효과적이다. 수건이 식으면 다시 뜨거운 물을 부어가며 2, 3차례 반복한다.

마사지

● 클라리세이지 4방울 + 라벤더 3방울 + 스위트아몬드 오일 30㎖

● 제라늄 3방울 + 일랑일랑 2방울 + 클라리세이지 2방울 + 호호바 오일 30㎖

클라리세이지와 라벤더를 스위트아몬드 오일과 잘 섞어 마사지 오일을 만든다. 또는 호르몬 분비를 조절하는 제라늄과 기분을 밝게 고양시키는 일랑일랑도 추천한다. 등, 허리, 복부를 부드럽게 쓸어 주는 것처럼 마사지한다.

갱년기 장애

40대 중반부터 50대까지의 여성들은 갱년기를 맞이하게 되는데, 이 시기가 되면 호르몬 분비의 균형이 깨지면서 폐경을 맞이하게 된다. 그에 따라 여성 호르몬의 분비가 적어지면

서 조홍(潮紅) 현상이 나타난다. 이것은 얼굴이나 몸이 붉어지고 갑자기 열이 치솟는다거나 발한 등의 증상과 함께 나타난다. 더불어 심적 동요나 우울증, 비애감 등 심신에 이상이 생기는데 이것을 갱년기 장애라고 부르고 있다. 이러한 현상은 호르몬 분비를 지배하는 시스템과 자율신경을 담당하는 시스템이 상호 연계되어 있기 때문에 나타나는 것이다.

자율신경은 우리의 체내에서 일어나는 무의식적 반응과 관련되어 있다. 특히 감정의 영향을 많이 받는데 행복하고 즐거운 감정일 때는 안정되지만, 반대로 우울하고 불안한 감정일 때는 긴장한다. 따라서 좋은 향기 등으로 즐거운 상태를 만들면 자율신경이 밸런스를 회복하므로, 아로마테라피를 통해 호르몬 분비를 조절하는 것이 가능하다고 할 수 있다.

에센셜 오일이나 허브에는 내분비와 자율신경의 양면에 작용하는 힘이 있다. 일반 의학에서는 호르몬 주사 등을 통해 보충 요법을 실시하지만 부작용이 일어날 수도 있으므로, 몸과 마음을 동시에 개선하는 아로마 요법을 시도해 보는 것이 좋다.

우울하다고 집에만 있지 말고 햇살을 받으며 산책하거나 기분 전환을 하는 것이 필요하다. 햇살을 받으면 칼슘의 흡수를 높여 폐경기 후에 발생하는 골다공증을 예방할 수 있다. 또 적당한 운동은 숙면을 도와 주며 불면에 의한 우울증 등을 예방한다.

방향욕

● 저녁 | 로즈(네로리/로만카모마일) 2, 3방울

● 아침 | 로즈마리(베르가못/레몬) 2, 3방울

잠자기 전 침실에 향을 피우면 마음이 안정되면서 숙면을 취할 수 있다. 아침에 일어났을 때도 곧바로 방향욕을 하면 하루를 상쾌하게 시작할 수 있다.

족욕

● 로즈(네로리/로만카모마일) 2, 3방울

발을 따뜻하게 해주면 뇌가 활성화되면서 자율신경의 밸런스도 회복된다. 이것은 냉증 예방이나 체온 조절의 혼란을 개선하는 데도 효과적이다.

마사지

● 사이프러스 4방울 + 일랑일랑 3방울 + 호호바 오일 30㎖

호르몬 밸런스를 조절하고 불안을 진정시켜 마음을 편하게 하는 일랑일랑을 호호바 오일과 배합한다. 마사지 오일을 손에 바른 뒤 귀 뒤에서 어깨 전체에 걸쳐 아래위를 주무르고 쓸어 주면서 마사지하면 혈행이 촉진되는 효과가 있다. 파트너가 있으면 서로 등을 마사지해 준다.

허브 티

● 세인트존스워트, 네틀, 세이지, 라즈베리, 펜넬시드, 로즈

우울증이나 생활의 리듬이 엉켜 있을 때는 세인트존스워트가 적합하다. 빈혈이나 체질 개선에는 네틀이 좋고 이상 발한이나 머리로 피가 올라가는 증상, 요실금 등의 노화 예방에는 세이지가 좋다.

방광염과 요도염

냉증과 스트레스가 겹쳐서 몸의 저항력이 떨어지면 방광염이나 요도염을 일으키기 쉽다. 방광염이나 요도염은 통증을 유발함은 물론 불쾌감 때문에 정신적으로도 고통이 따르고, 그로 인해 면역력은 더욱 떨어진다. 또 감기나 인플루엔자의 염증이 비

뇨기 계통의 감염을 일으키는 경우도 있다. 그러므로 냉증이나 감기를 만병의 원인이라고 생각하는 것도 무리는 아니다.

일반 의학에서는 방광염과 요도염 등을 항생 물질로 다스리지만, 오히려 면역력을 떨어뜨리기 때문에 재발을 일으키기 쉽다. 약물 치료보다는 평소 면역력을 높이고 질병을 예방할 수 있는 생활 습관을 갖는 것이 좋다.

하반신을 청결하고 따뜻하게 해야 하며, 내의는 통기성과 보온성이 뛰어난 면제품이 좋고 합성세제의 사용은 가능하면 피해야 한다. 또 소변이 보고 싶을 때는 참지 말고 바로 화장실로 가는 습관을 들인다. 알코올이나 커피, 담배 등은 체내에 흡수되어 면역력을 저하시키기 때문에 감염되기 쉬운 조건을 만든다. 카페인과 다량의 당분이 들어간 초콜릿도 피해야 한다. 마늘이나 파 등을 요리에 사용하면 살균력과 면역력을 높이므로 많이 섭취하도록 하고, 심신을 안정시켜 병에 대한 저항력을 높이도록 한다. 이와 함께 생활에서 아로마테라피를 응용해본다.

족욕

● 라벤더(로즈마리/오렌지/주니퍼베리) 2, 3방울

한 가지 에센셜 오일이나 2, 3종을 조합해서 뜨거운 물에 15분 정도 발을 담근다. 족욕은 하반신을 따뜻하게 해주므로 방광염이나 요도염을 예방할 수 있다. 감염되었을 경우에도 족욕을 하면 통증이 줄어들고 하반신을 강화하여 괴로운 증상이 어느 정도 편해진다. 통증이 심할 때는 진정 효과가 있는 라벤더가 좋고, 냉증이 심한 경우에는 혈행을 촉진하는 로즈마리가 좋다. 또 정신적인 괴로움을 해소하고 기분을 밝게 하는 오렌지와 항균과 이뇨 작용을 하는 주니퍼베리를 섞어서 사용해도 좋다.

세정액

● 라벤더 3방울 + 증류수나 미네랄 워터 250㎖

증류수에 라벤더를 넣고 잘 흔들어 세정액을 만든다. 배변이나 배뇨 후에 이 세정액으로 매일 깨끗이 씻는다. 사용한 다음에는 잡균이 들어가지 않도록 마개를 닫고 서늘한 곳에 보관한다.

허브 티

● 에키나세아, 히스, 쇠뜨기, 마로우

면역력을 높이기 위해서는 에키나세아가 좋으며, 비뇨기를 청결하게 하기 위해서는 히스를 마신다. 또 비뇨기를 튼튼하게 하여 이뇨 작용을 원만하게 하는 데는 쇠뜨기도 효과적이다. 배뇨시 통증이 심할 때는 점막을 보호해 주는 마로우가 좋다.

임산부에게 에센셜 오일이 안전한가요?

●●● 임신중에는 모든 것이 조심스럽다. 몸이 아파도 약을 먹지 않는 것은 물론 평소 즐겨 먹던 음식까지도 까다롭게 따져 보게 된다. 그렇다면 에센셜 오일은 임산부에게 어떤 영향을 미칠까?

대부분의 사람들이 임신중에는 에센셜 오일을 사용하지 않는 것이 좋다고 생각한다. 그러나 영국의 아로마테라피스트 수잔 커티스(Susan Curtis)는 특별한 몇 가지의 에센셜 오일을 제외하고는 대부분이 신체에 무해하며, 임신과 함께 찾아오는 트러블이나 불쾌감을 해소하는 데 효과적이므로 사용해도 무방하다고 주장한다.

특히 임신중에 내복하거나 외용하면 위험하다고 알려진 기존의 이론은 근거가 없으며 주니퍼베리, 마조람, 로즈, 로즈마리 등의 에센셜 오일도 캐리어 오일과 희석해서 사용하면 안심하고 사용할 수 있다고 한다. 그러나 세이지만은 예외로 수잔 커티스 역시 절대 사용하지 말아야 한다고 주장한다.

생명을 잉태한 어머니의 입장에서는 안전이 최우선이므로, 수잔 커티스의 이론은 그저 참고로 들어 두고 늘 조심하는 마음으로 사용하는 것이 옳은 태도이다. 임신이나 출산이 병은 아니지만 호르몬의 밸런스가 보통 때와는 다르므로, 몸에 여러 가지 혼란이 찾아온다. 구토, 변비, 허리 통증, 발의 부기 등의 신체적 변화와 함께 불쾌감이나 정신적인 불안도 생기기 쉽다.

임신 초기의 입덧에는 페퍼민트 티를 묽게 만들어 마시면 효과가 있다. 그리고 8개월에 접어들어 출산 때까지는 몇 가지 에센셜 오일을 사용할 수 있다. 그러나 이때도 향에 의한 릴랙스 효과를 기대하는 것이므로 좋아하는 향을 선택해 농도를 아주 약하게 해서 사용한다. 일랑일랑 또는 네로리 1, 2방울에 순도 높은 에틸 알코올 10㎖, 정제수(증류수나 미네랄 워터) 40㎖를 섞어 방안에 뿌리면 기분이 평온해질 것이다.

임신 말기에 등과 허리가 아플 때는 호호바 오일이나 마카데미아넛 오일 등 캐리어 오일만으로 마사지를 받는다. 파트너에게 부탁해 등에서 허리까지 부드럽게 쓸어내리듯 마사지하면 통증이 한결 줄어들 것이다.

● 출산 후 몸매 관리
● 라벤더 3방울 + 네로리 2방울 + 호호바 오일 30㎖
● 사이프러스 4방울 + 주니퍼베리 3방울 + 호호바 오일 30㎖

라벤더는 이뇨 작용을 도와 주고 네로리는 배의 튼살을 없애는 데 좋다. 사이프러스 역시 이뇨 작용이 뛰어나며, 주니퍼베리는 이뇨 작용과 노폐물 배출을 촉진하는 효과가 있다. 이들 오일을 조합해 마사지 오일을 만들어 아랫배를 마사지해 준다. 수분과 지방 등의 노폐물이 빨리 빠져나가는 것을 도와 주기 때문에 임신 전의 몸매를 회복하는 데 효과적이다. 또 늘어진 피부의 탄력을 되찾아 주고 튼살을 없애는 데도 좋다.

고혈압

고혈압은 심장병이나 뇌졸중과 더불어, 겨울에서 초봄에 걸쳐 많이 발생하는 질환이다. 고혈압은 특히 스트레스나 식생활의 부조화, 운동 부족 등이 원인이다. 고혈압의 경우 병원에서는 강압제를 처방하고 있지만, 장기간 걸쳐 사용하면 간장이나 신장에 부담을 주게 된다. 외국에서는 가능하면 의약품에 의지하지 않고 식이요법이나 운동 프로그램으로 혈압을 컨트롤하는데, 과학적으로도 효과가 증명되고 있다. 식사, 운동, 휴식의 3가지 조건이 균형을 이루면 혈압은 항상 건강하게 유지할 수 있다.

고혈압을 예방하고 다스리기 위해서는 식생활의 균형이 가장 중요하다. 동물성 지방이나 우유, 염분 등을 너무 많이 섭취하지 않도록 하고, 감자나 사과 등 칼슘 성분을 포함하고 있는 야채나 과일을 먹어 나트륨을 배출하도록 한다. 또 카페인 음료나 알코올은 심장에 부담을 주므로 되도록 삼간다. 적당한 운동은 일상 생활에서 오는 스트레스를 해소시킨다. 또 근육이나 혈관의 탄력성이나 유연성을 증가시켜 고혈압을 개선하고, 심장병이나 뇌졸중의 위험성을 저하시킨다. 1주일에 3, 4회 최저 30분 정도 걷도록 한다.

에센셜 오일 중에 **로즈마리, 타임, 세이지, 페퍼민트, 바질** 등 혈압을 높이는 작용을 하거나 자극이 강한 오일은 절대 사용하지 말아야 한다.

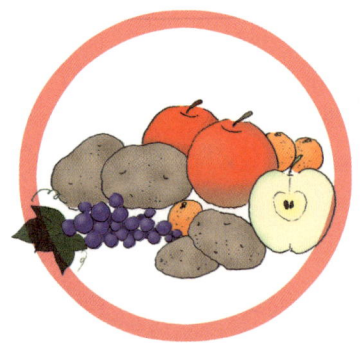
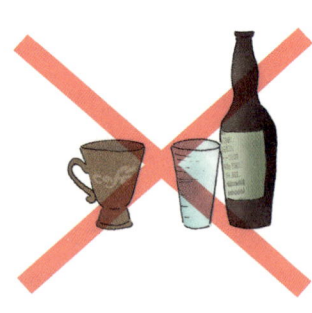

방향욕

● 레몬 2방울 + 마조람 1방울

레몬의 상쾌한 향은 심신의 긴장을 부드럽게 풀어 주며 혈압을 낮추는 작용을 하기 때문에 강심제로서의 효과가 아주 높다. 마조람은 혈관을 넓히는 작용을 하므로 혈액의 흐름이 유연해지고 혈압이 정상으로 되돌아오게 한다.

목욕

● 반신욕 | 네로리 2방울 + 마조람 2방울

● 족욕 | 오렌지 2방울 + 마조람 1방울

목욕은 심신을 이완시키며 혈액 순환에 매우 유효하다. 그러나 전신욕은 심장에 부담을 주므로 반신욕이나 족욕을 하는 것이 더 좋다. 시트러스계의 향은 혈압을 낮추는 작용을 하고, 마조람은 혈관을 확장시키는 작용을 한다. 일랑일랑 역시 혈압을 낮추는 효과를 갖고 있다. 반신욕을 할 때 몸에 땀이 나면 마른 수건으로 닦아내 몸이 차가워지지 않도록 주의한다.

허브 티

● 린덴, 야로(꽃), 라벤더, 마조람, 은행잎, 뽕잎

진정과 이뇨의 효과가 있는 린덴은 스트레스성 고혈압에 매우 효과적이다. 야로와 라벤더에는 혈압을 내리는 효과가 있으며, 마조람은 우수한 강심 효과로 높은 혈압을 낮추는 작용을 한다. 또 은행잎은 모세혈관을 보호하고 혈액 순환을 좋게 해 심장병이나 뇌졸중에 있어 뛰어난 예방 약재로 평가받고 있다. 뽕잎은 고혈압의 원인이기도 한 변비를 해소하거나 혈당치를 정상으로 하여 당뇨병과의 합병증 예방에도 효과적이다.

위궤양

우리나라 성인의 대부분이 가벼운 위염이나 위궤양 등 소화기계의 질병을 앓고 있다고 한다. 처음에는 한국인 특유의 자극적인 음식이 원인이라고 생각했지만, 보다 직접적인 영향은 스트레스인 것으로 밝혀졌다.

우리 몸의 소화기계는 자율신경의 지배를 받고 있다. 뇌의 구조상 자율신경계의 중추신경과 감정을 지배하는 부위가 매우 가깝게 위치해 있는데, 그 때문에 스트레스에 의한 노여움이나 불안, 공포 등의 감정이 계속되면 자율신경의 중추신경에도 영향을 주어 위가 아프거나 소화불량 또는 변비를 일으키는 것이다.

다시 말해 스트레스를 받으면 혈관이 수축하고 위의 점막에 산소와 영양분이 충분히 보급되지 않는다. 그 결과 위염이나 위궤양에 걸리게 되는 것이다. 따라서 이를 예방하려면 스트레스가 쌓이지 않게 그때그때 잘 풀어주어야 한다.

증상을 악화시키는 식사 습관을 바꾸는 것도 중요하다. 흔히들 약을 복용하는 것으로 치료가 될 것이라 생각하는데, 그것을 분해하고 흡수하는 일 자체가 위에는 부담이 되므로 가능하면 자연요법으로 개선하는 것이 좋다. 커피나 홍차 등의 카페인류와 알코올, 담배 등은 증상을 악화시켜 예방과 개선을 더디게 한다. 식사할 때도 너무 뜨거운 것과 너무 차가운 것, 그리고 자극적인 음식은 위의 점막을 자극하므로 되도록 피한다.

일단 염증이 생긴 다음에는 충분한 수면을 취해야 회복에 도움이 된다. 자기 전에 누운 상태에서 위 주변을 가볍게 마사지하면 지친 뇌신경을 부드럽게 해주어 기분을 안정시킬 수 있다.

방향욕

●라벤더(로만카모마일/스위트오렌지/일랑일랑/로즈/네롤리) 3방울

좋은 향을 맡으면 몸과 마음의 긴장이 풀린다. 기분 좋은 느낌은 위염이나 위궤양의 원인인 스트레스를 잊게 해줄 뿐만 아니라, 신체의 치유 시스템을 지휘하는 뇌하수체에 작용하여 자연 치유력을 높이는 효과도 있다. 따라서 방향욕을 하면서 스스로 기분 좋게 느끼고 만족하는 마음이 들어야 더 효과적인데, 그 감각에는 개인 차가 있으므로 직접 사용해 보고 자신의 감각을 찾아내는 것이 중요하다. 라벤더에는 진정 작용이, 로만카모마일에는 스트레스 완화 작용이, 스위트오렌지에는 외로움과 고독감을 치유하는 효과가 있으며, 일랑일랑이나 로즈 오일은 자신감을 고양시키고, 네롤리는 우울함이나 절망감을 해소시킨다.

허브 티

●저먼카모마일, 네틀

위염이나 위궤양에 가장 많이 이용되는 것이 저먼카모마일이다. 염증을 억제하고 과도한 위산 분비나 통증을 진정시킨다. 네틀에는 염증이 생긴 부위를 보호하면서 치유를 돕는 엽록소가 포함되어 있으며, 철분을 다량 함유하고 있어 영양분을 보충하고 빈혈을 예방하는 효과가 있다.

아로마 뷰티

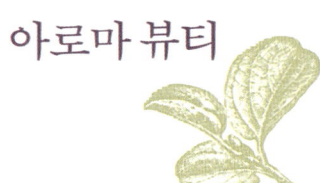

●●● 에센셜 오일과 허브를 이용하여 피부의 트러블을 개선하고 아름다움을 가꿀 수 있는 메뉴로 구성하였다. 그러나 에센셜 오일을 너무 많이 사용하면 오히려 부작용을 일으킬 수 있으므로 주의해야 한다. 특히 얼굴에 사용되는 에센셜 오일은 전체 오일 양의 0.5% 이하여야 함을 잊지 말자.

기미와 주근깨

여성이라면 누구나 건강하고 아름다운 피부를 갖고 싶어한다. 그러나 조금만 손질을 게을리 해도 트러블을 일으키거나 잡티, 기미, 주근깨 등이 생기기 쉽다. 기미나 피부의 얼룩은 대부분 스트레스에 의한 것으로, 피부의 신진대사가 약해져 묵은 각질이 잘 떨어지지 않으면 생기게 된다.

나이가 들수록 피부의 신진대사 능력이 떨어지게 되는데 에센셜 오일을 이용하면 피부의 재생 기능을 회복시키는 데 도움이 된다. 제라늄 로션과 마사지로 혈행을 촉진하고 클렌징 팩으로 노폐물을 제거하면 지쳐 있던 피부가 생기를 되찾고 안색도 훨씬 밝아질 것이다.

팩

- 로즈 1방울 + 로즈힙 1㎖(20방울) + 세이지 분말 3g + 카올린(고령토) 10g + 로즈 워터 20㎖
- 마른 뽕잎 3g + 카올린 10g + 네로리 워터 25~30㎖

눈과 입 주위를 제외한 얼굴 전체에 바르고 5~10분 경과 후 잘 씻어낸다.

마사지

- 로즈 1방울 + 캐롯 오일 2㎖ + 마카데미아넛 오일 28㎖

로즈는 노화된 피부의 세포 성장을 촉진시키는 효과가 있다. 캐롯 오일은 피부나 점막을 보호하는 데 탁월한 효과가 있으며, 건조와 습진에도 좋다. 마카데미아넛 오일은 피부의 노화를 방지하고 혈액이나 임파액의 흐름을 활발하게 한다. 재료를 섞어 마사지 오일을 만든 다음 손가락으로 나선을 그리듯 얼굴을 마사지한다.

로션

- 제라늄 2방울 + 호호바 오일 2㎖ + 정제수 98㎖

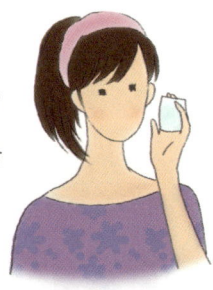

제라늄은 혈행을 촉진시키는 작용을 하므로 미백 효과를 기대할 수 있다. 차광병에 제라늄과 호호바 오일, 정제수를 넣고 잘 흔들어 섞는다. 사용 전에 충분히 흔든 다음 탈지면에 듬뿍 적셔 얼굴 전체를 두드리듯 바른다. 방부제가 섞이지 않았으므로 2주일 내에 사용하는 것이 좋다.

허브 티

- 히스, 카모마일, 로즈힙, 하이비스커스, 로즈핑크, 엘더플라워, 레몬, 라임, 뽕잎

미백 효과를 높이고 싶다면 히스 티가 최적이다. 그 밖의 허브 티에는 비타민 C가 풍부하므로 한 가지, 또는 여러 가지를 섞어서 마시면 좋다. 새콤한 맛의 로즈힙과 하이

비스커스도 섞으면 부드러운 맛이 된다.

여드름

사춘기 소녀부터 성인에 이르기까지 여드름은 가장 큰 피부 고민이다. 여드름과 뾰루지 등은 과다하게 분비된 피지에 세균이 번식하여 생기는 것이다. 세안으로 피부를 청결하게 하고 편안한 마음을 가져 신진대사를 촉진하는 것이 중요하다. 지방이나 향신료가 많이 든 식사는 피하고 항균 작용을 하는 티트리 오일을 이용하거나 허브 티를 즐겨 마시면 도움이 된다. 또 라벤더 등을 이용해 스팀을 해주면 모공 속 피지까지 없애 주어 여드름을 예방할 수 있다. 쑥을 이용한 음식, 민들레, 크레송 등을 많이 섭취하고 설탕, 지방, 알코올 등의 자극적인 음식은 피하도록 한다.

스팀

● 라벤더 1방울 + 로만카모마일 1방울

따뜻한 물이 담긴 세면기에 오일을 떨어뜨린다. 수건을 뒤집어 쓰고 얼굴을 수면 가까이 하여 눈을 감고 5~10분 정도 김을 쏘인 뒤 마지막에 찬물로 세안한다. 일주일에 한 번 정도 한다. 면봉에 라벤더나 티트리 오일을 적셔 여드름이나 뾰루지 부분에 직접 바른다. 한 번으로 개선되지 않을 때는 부작용이 우려되므로 사용을 중지한다.

습포

● 타임, 세이지, 에키나세아, 저먼카모마일, 마리골드, 세인트존스워트 등

허브를 한 가지만 쓰거나 또는 섞어서 사용해도 된다. 깨끗하게 세안한 다음 허브를 우려낸 뜨거운 물에 거즈나 수건을 적셔 얼굴에 댄다. 항균 · 소염 작용이 있는 허브

이므로 여드름에 매우 효과적이다.

로션

- 라벤더 2방울 + 호호바 오일 5ml
- 라벤더 1방울 + 티트리 1방울 + 호호바 오일 5ml

살균 효과가 있고 피지 분비를 조절하는 라벤더와 항균 작용을 하는 티트리 오일을 호호바 오일에 잘 섞어 여드름용 로션을 만든다. 이를 탈지면에 듬뿍 적셔 두드리듯 바른다.

허브 티

- 에키나세아, 댄더라이온, 하이비스커스, 네틀
- 주니퍼베리 + 와일드스트로베리 + 페퍼민트

여드름은 피부 감염증의 하나로, 이 감염을 예방하는 데는 에키나세아가 가장 좋다. 30대 이후에는 스트레스에 의한 위나 간장의 부조화, 변비 등 장의 트러블이 원인이 되어 여드름이 난다고 볼 수 있다. 간이 원인이라면 간을 튼튼하게 하고 해독 효과가 있는 댄더라이온이 유효하며, 체질 개선이 목적이라면 피부에 필요한 미네랄과 비타민을 공급하는 네틀 티가 좋다. 또 미백 효과를 위해서는 구연산을 함유하고 있는 하이비스커스 티도 권할 만하며, 비타민 C를 풍부하게 함유한 로즈힙을 섞어 마시면 보다 효과적이다. 주니퍼베리와 와일드스트로베리, 페퍼민트를 배합한 허브 티는 맛도 뛰어날 뿐 아니라 해독·살균 효과와 더불어 신진대사를 높이는 작용도 한다.

거칠어진 건성 피부

피부가 거칠어지는 것은 유분과 수분이 부족하기 때문이지만 그렇다고 유분과 수분을 충분히 공급하는 것만으로는 문제가 해결되지 않는다. 피부의 건조 현상은 찬바람이나 감기 때문에 생기기도 하지만 피부의 방어막(barrier) 기능이 저하되었을 때 생기기 쉽다. 따라서 유분과 수분을 충분히 보충해 준 다음 쉽게 건조해지지 않도록 지속시키는 두 가지 기능을 동시에 충족시키지 않으면 촉촉한 피부를 유지하기 힘들다. 에센셜 오일을 이용해 보습 효과가 뛰어난 로션이나 크림을 직접 만들어 목욕 후 바르면, 다음날 놀랄 만큼 촉촉해진 피부를 느낄 수 있을 것이다.

로션

●일랑일랑 2방울＋마카데미아넛 오일 30㎖

●라벤더 2방울＋스위트아몬드 오일 30㎖

●팔마로사 2방울＋아프리코트카넬 오일 30㎖

일랑일랑, 라벤더, 팔마로사 등의 에센셜 오일은 보습 효과가 뛰어나며 캐리어 오일인 마카데미아넛, 스위트아몬드, 아프리코트카넬 오일 역시 건성 피부에 좋다. 레시피대로 만든 로션을 화장솜이나 손바닥에 덜어 얼굴과 몸, 손발 등 거칠어져 신경이 쓰이는 부분에 문지르듯 바른다.

크림

●바디 크림 | 제라늄 3방울＋캐롯 오일 5㎖＋호호바 오일 10㎖＋비왁스(밀랍)3g＋
　　　　　 로즈워터 5㎖

●핸드 크림 | 라벤더 4방울＋호호바 오일 25㎖＋비왁스(밀랍)5g

●립 크림 | 라벤더(제라늄/샌달우드) 5방울＋호호바 오일 15㎖＋비왁스(밀랍)3g＋
　　　　　글리세린 5㎖

바디 크림의 주재료인 제라늄은 피부의 밸런스를 조절하여 노화를 억제하는 작용을 하며, 촉촉하고 탄력 있는 피부를 유지하는 효과가 있다. 핸드 크림은 거칠어진 손발을 위해 만드는데, 손등과 발등뿐 아니라 손가락과 손톱까지 잘 비벼 바르는 것이 중요하다. 또 입술이 거칠어지면 취침 전에 립 크림을 바르는데 입술은 원래 오일을 사용할 수 없는 부분이므로 농도를 아주 약하게 해야 한다. 입술이 심하게 튼 경우에는 크림을 바른 후 랩을 씌워 5분 정도 립팩을 해준다.

번들거리는 지성 피부

지성 피부는 피지 분비가 지나치게 많아 여드름이 생기기 쉽고 화장도 쉽게 지워지는 것이 고민이다. 허브와 에센셜 오일을 이용한 스팀, 팩으로 피지 밸런스를 조절하고 모공에 노폐물이 쌓이지 않도록 주의를 기울여야 한다. 수렴 효과가 있는 라벤더의 잎과 꽃을 우려낸 물을 화장솜에 묻혀 가볍게 두드리거나, 에센셜 오일로 만든 로션을 냉장고에 보관하면서 사용하면 모공을 수축시키는 효과를 볼 수 있다.

스팀

- 라벤더 3g + 마리골드 2g + 로즈 1g (허브 주머니)
- 일랑일랑 1방울 + 라벤더 1방울
- 로즈마리 2방울

세면기에 허브 주머니를 넣고 뜨거운 물을 붓는다. 다른 용기로 세면기를 덮고 약 5분 정도 우려낸다. 수건을 뒤집어 쓰고 얼굴에 김을 쐬어 모공 속의 노폐물을 제거한다. 피지 밸런스를 조절하는 일랑일랑과 수렴과 보습 작용을 하는 라벤더를 이용해도 좋다. 항균 작용과 혈액의 흐름을 촉진하는 로즈마리도 추천한다.

팩

- 제라늄 1방울 + 세이지 분말 3g + 호호바 오일 3㎖ + 카올린(고령토) 1큰술 + 정제수 5㎖
- 야로 우려낸 물 2큰술 + 요구르트 2큰술 + 오트밀 2, 3큰술

용기에 카올린(고령토)과 세이지, 정제수를 넣고 잘 갠다. 여기에 호호바 오일을 넣고 마지막으로 피지 균형을 조절하는 제라늄을 넣어 섞는다. 또는 야로 우려낸 물과 요구르트, 오트밀을 잘 섞는다. 눈과 입 주위를 제외한 얼굴에 팩을 바르고 10분 정도 그대로 둔다. 미지근한 물로 충분히 헹궈낸 다음 마지막에는 찬물로 헹궈 피부에 산뜻한 긴장감을 준 다음, 로션을 바른다.

로션

- 주니퍼베리 1방울 + 로즈마리 1방울 + 호호바 오일 1㎖ + 정제수 98㎖
- 제라늄 1방울 + 레몬 1방울 + 호호바 오일 1㎖ + 정제수 98㎖

지성 피부에는 주니퍼베리나 로즈마리, 제라늄, 레몬 등의 오일이 효과적이다. 여기에 호호바 오일을 넣고 잘 섞어서 보존용 차광병에 옮겨 담고 정제수를 섞는다. 마개를 덮고 잘 흔든다. 사용 전에 다시 한 번 잘 흔들어 화장솜에 듬뿍 묻힌 후 두드리면서 바른다. 가능하면 2주일 이내에 사용하도록 한다.

뚱뚱한 몸매

최근 비만 해소를 위한 갖가지 프로그램과 정체 불명의 다이어트 식품들이 많이 소개되고 있다. 그런데 문제는 많은 돈을 들여가며 약을 먹거나 프로그램에 따라 치료를 받아도 효과를 못 보는 경우가 허다하다는 것이다. 심지어 심한 부작용으로 고생하는 사람도 적지 않다. 안타깝게도 아로마테라피 역시 사용 즉시 살이 빠지는 에센셜 오일이나 허브는 없다.

다이어트를 할 때는 먼저 몸이 붓는 이유나 살이 찌는 원인을 파악해서 그에 맞는 방법을 써야 한다. 눈에 띄게 부었을 때는 운동 부족이나 과다한 수분 섭취를 원인으로 볼 수 있다. 또 평소 땀이 잘 안 나고 혈행이 나쁜 사람은 붓기 쉬운 체질이다. 즉 대사 기능이 원활하지 못하면 수분과 지방을 배출하기 어렵게 되고 그 결과 몸이 붓는 것이다.
　이럴 경우에는 이뇨 작용이 뛰어나고 노폐물의 배출을 촉진하는 사이프러스와 주니퍼베리를 이용한 마사지나 목욕으로 신진대사를 촉진시켜 준다. 이 두 오일의 향기는 식욕을 억제하고 의욕을 북돋는 작용을 하므로, 폭음 및 폭식을 막아 식욕을 자연스런 리듬으로 조절해 준다.

반신욕

● 사이프러스 2방울 + 주니퍼베리 2방울

이뇨 작용이 뛰어나 노폐물의 배출을 촉진하는 사이프러스, 발한·이뇨 작용으로 노폐물을 배출시키는 주니퍼베리를 따뜻한 물에 떨어뜨린 뒤 명치 부근까지만 몸을 담근다. 욕조에 들어갔다 나오는 행동을 반복하면 신진대사가 더욱 활발해지면서 땀과 함께 노폐물이 배출된다.

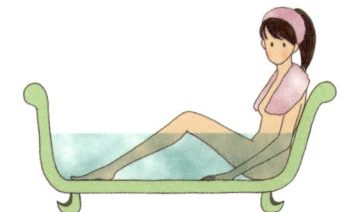

마사지

● 사이프러스 4방울 + 주니퍼베리 3방울 + 호호바 오일 30㎖

마사지는 오일을 피부에 직접 바르고 또 향기를 맡음으로써 효과를 높일 수 있는 방법이다. 사이프러스와 주니퍼베리의 성분을 이용한 마사지 오일을 양손에 덜어 발목에서 종아리, 허벅지로 림프선의 흐름에 따라 쓸면서 마사지한다. 발뒤꿈치의 중앙에 있는 급소를 자극하면 대사를 촉진시켜 부기를 완화시킨다. 팔도 같은 방법으로 손목에서 어깨를 향해 마사지한다. 아로마 목욕을 한 다음에 하는 마사지가 훨씬 더 효과적이다.

허브 티

● 주니퍼베리, 레몬그래스, 로즈힙, 린덴, 엘더플라워, 카모마일

이뇨 작용이 있는 주니퍼베리와 로즈힙, 소화를 촉진하는 레몬그래스, 수분의 체류를 방지하는 린덴을 배합하여 허브 티를 마신다. 엘더플라워와 카모마일에도 이뇨 작용이 있어서 비만을 방지하는 효과가 있다. 계속해서 마시면 몸 속에서 붓는 것을 해소할 수 있다.

일본인 아로마테라피스트(末富仁)가 제안한 단순성 비만인을 위한 허브 티 다이어트 법도 있다. 1 l 의 냉수에 린덴 10줌, 주니퍼베리 10알을 넣고 10분 동안 우려낸 다음 이것을 10분 가량 가열한다. 그리고 메도우스위트 3줌, 히스 3줌, 스피아민트 2줌을 넣어 다시 5분간 가열한 다음 체에 거른다. 이것을 하루 500cc씩 마시면 다이어트 효과를 볼 수 있다고 한다.

두꺼워진 허리

허리는 많은 노력을 기울여 균형을 잡아 놓아도 조금만 방심하면 순식간에 지방이 붙는 부위이기도 하다. 특히 배와 엉덩이, 허리에 지방이 붙기 쉬운 것은 여성 호르몬의 영향 때문이다. 따라서 호르몬을 조절하는 에센셜 오일의 향기를 이용하면 효과를 볼 수 있다.

아로마 마사지는 여분의 지방이나 수분이 배출되도록 도와 주기 때문에 군살이 붙기 쉬운 허리를 날씬하게 가꿀 수 있다. 옆구리의 지방을 손으로 집어 문지르거나 쓸어 주는 마사지 방법은 신진대사를 촉진시킨다. 마사지

에는 여분의 지방과 수분을 배출시키는 에센셜 오일과 피부를 부드럽게 하는 캐리어 오일을 사용한다.

마사지

- 레몬그래스 4방울 + 주니퍼베리 3방울 + 스위트아몬드 오일 30㎖
- 사이프러스 4방울 + 주니퍼베리 3방울 + 호호바 오일 30㎖

노폐물을 배출시키는 레몬그래스, 이뇨 작용이 뛰어나 노폐물을 배출시키는 주니퍼베리로 마사지 오일을 만들어 목욕 후에 배와 옆구리를 마사지한다. 오일을 손에 덜어 양 손바닥에 바른 다음 배꼽을 중심으로 시계 방향으로 마사지한다. 두 손으로 옆구리의 지방을 잡아 심장을 향하여 리드미컬하게 주물러 푼다. 마사지 전에 샤워용 브러시로 배 주위를 쓸어 주면 오일이 침투하기 쉬워져 림프액의 배출을 촉진한다. 브러시는 부드러운 동물 털로 된 것을 사용해야 피부가 상하지 않는다.

그을린 피부

한여름의 해변가나 스키장 등은 자외선이 강해 그을리기 쉽고 심지어 가벼운 화상을 입을 수 있다. 자외선에 의해 손상된 피부는 재빨리 조치해 기미나 주근깨가 남지 않도록 해야 한다.

따끔따끔하면서 화끈거릴 때에는 우선 흐르는 물로 환부를 식혀 염증을 진정시킨다. 가벼운 화상이라면 즉시 오일을 발라 공기를 차단하면 상처가 남지 않는다. 자외선에 피부가 손상되었을 때는 오일에 보드카와 라벤더 워터를 섞은 로션을 화장솜에 듬뿍 적셔, 손상된 부위에 두드리듯 발라 주어 피부에 수분을 공급한다.

전신욕

● 라벤더 6방울

체온과 비슷한 정도의 미지근한 물에 라벤더를 넣고 잘 섞어 몸을 담근다. 라벤더는 염증을 진정시키는 효능이 있어서 자외선에 그을린 피부를 진정시킨다. 또는 면봉에 라벤더를 묻혀 화상 부위에 바른다.

로션

● 라벤더 2방울 + 네로리 1방울 + 보드카 5㎖ + 라벤더 워터 25㎖

● 라벤더 6방울 + 세인트존스워트 오일 10㎖

비커에 라벤더, 네로리, 보드카를 넣어 잘 섞는다. 라벤더는 염증을 진정시키며 네로리는 피부 세포를 재생시키는 효능이 있다. 이를 차광병에 옮겨 담고 라벤더 워터를 넣어 잘 흔들어 섞는다. 화장솜에 로션을 충분히 적셔 부드럽게 두드린다. 또는 라벤더와 세인트존스워트 오일을 섞어서 환부에 발라 주면 효과적이다. 로션은 냉장고에 보관하는 것이 좋다.

윤기 없는 손톱

네일 아트라는 말이 보편화되면서 손톱을 건강하고 아름답게 가꾸려는 사람들이 많아졌다. 손톱은 건강의 바로미터라고도 불리는데, 몸이 안 좋으면 손톱 색이 달라진다거나 윤기를 잃는 등 징후가 나타난다.

손톱 주위의 피부가 거칠어져 있으면 아름답게 보이지 않을 뿐만 아니라 건강한 손톱이 자라지 않는다. 손톱을 건강하고 아름답게 가꾸기 위해서는 우선 수욕으로 손가락 끝을 편안하게 해주고 나서, 마사지로 혈행을 촉진하고 보습 효과가 있는 팩으로 촉촉함을 준다.

수욕

- 저먼카모마일 2g + 로즈 3g(허브 주머니)
- 샌달우드 2방울 + 레몬 1방울

세면기에 허브 주머니를 넣고 뜨거운 물을 부어 5~10분 정도 우려낸다. 뜨거운 물을 더 부어 온도를 조절한 다음 손목까지 10분 정도 담근다. 수욕을 하면서 마사지를 해도 효과적이다. 피부를 부드럽게 하고 건조해지는 것을 막아 주는 샌달우드와 혈행을 촉진시키는 레몬을 이용한 수욕도 좋다.

손톱 팩

- 레몬 2방울 + 마카데미아넛 오일 3㎖ + 위트점 오일 1㎖ + 캐롯 오일 1㎖ + 비왁스(밀랍) 30g

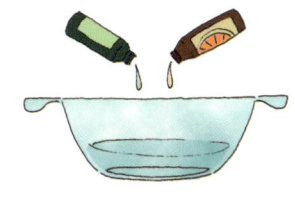
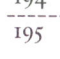

재질이 알루미늄이 아닌 냄비에 비왁스(밀랍)를 담아 중탕으로 녹인다. 여기에 마카데미아넛, 위트점, 캐롯 등의 캐리어 오일과 레몬 2방울을 넣고 잘 섞어 열이 식기를 기다린다. 손가락 끝의 첫번째 관절까지 담가 손가락 주위에 왁스가 조금 굳으면 꺼내 말린다. 이것을 두 번 반복한 다음 3분 정도 기다렸다가 왁스를 떼어낸다. 손톱과 손톱 주위의 피부에 마사지 오일을 바른다.

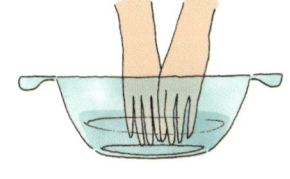
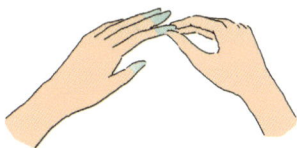

마사지

- 레몬 2방울 + 라벤더 1방울 + 마카데미아넛 오일 15㎖
- 샌달우드 2방울 + 라벤더 1방울 + 호호바 오일 15㎖

레몬은 혈행을 촉진하고 라벤더는 피부의 밸런스를 조절하는 기능을 하며, 샌달우드는 피부를 부드럽게 하고 건조해지는 것을 막아 준다. 이러한 에센셜 오일과 마카데미아넛 오일을 섞어 마사지 오일을 만든다. 마사지 오일을 손가락 끝에 바르고 엄지손가락으로 손가락 뿌리 부분에서 손가락 끝까지 나선을 그리면서 마사지한다. 특히 새 손톱이 자라나는 손톱의 뿌리 부분을 집중적으로 마사지한다.

푸석푸석한 머리카락

여성의 매력 포인트를 말할 때 빠질 수 없는 것이 바로 윤기 있는 머릿결이다. 그러나 영양이 부족하거나 스트레스가 쌓이면 머리카락은 윤기를 잃고 푸석푸석해진다. 시중에 모발을 가꾸기 위한 상품들이 많이 나와 있지만, 피부와 마찬가지로 트러블을 근본적으로 개선해 주는 제품은 쉽게 눈에 띄지 않는다. 에센셜 오일을 이용해 직접 만든 린스와 팩으로 모발을 보다 윤기 있게 가꿀 수 있다. 두피에는 머리카락을 보호하는 피지선이 있는데, 두피에 에센셜 오일을 발라 주면 피지의 밸런스를 조절해 모발에 자연스런 윤기를 준다.

트리트먼트

● 로즈마리 6방울 + 호호바 오일 10㎖

오일을 섞어 살짝 데운 뒤 모근과 두피에 문지른다. 스팀 타월을 머리에 두르고 나서 비닐 샤워캡을 쓰고 20~30분 동안 그대로 둔 다음 샴푸한다.

린스

● 일랑일랑 2방울

● 첨푸리(엘더플라워/마로우/파슬리/세이지) 3큰술 + 사과 비니거 1큰술

따뜻한 물을 넣은 세면기에 오일을 넣고 잘 섞는다. 머리를 감고 깨끗이 헹군 다음 마

지막에 이 물로 린스를 하는데, 에센셜 오일로 하는 린스는 따로 헹구어낼 필요 없이 그대로 말린다. 수건으로 물기를 제거하고 자연 건조시킨다. 일랑일랑에는 피지의 밸런스를 조절하는 기능이 있어 머리카락의 성장을 도와 준다. 허브로 린스를 할 경우에는 허브 1큰술에 끓는 물 3컵을 붓고 식으면 걸러낸다. 이 물에 사과 비니거 1큰술을 넣는다. 그리고 다시 허브 2큰술을 넣고 끓는 물 3컵을 부은 뒤 물이 식으면 다시 한번 걸러낸다. 이렇게 만든 린스를 세면기에 붓고 모발에 스며들 듯이 문지르며 헹군다.

헤어 팩

● 일랑일랑 3방울 + 제라늄 3방울 + 코코넛 오일 30㎖

파마, 염색, 드라이 등은 모발을 상하게 하는 가장 큰 원인이 된다. 따라서 주 1회 정도 모발과 두피에 영양분을 공급해 주는 손질이 필요하다. 모발에 유분을 공급하는 코코넛 오일에 피지 분비를 조절하는 일랑일랑과 제라늄을 잘 섞어 팩제를 만든다. 샴푸 후에 모발과 두피에 팩제를 바른다. 특히 상하기 쉬운 머리카락 끝을 중심으로 잘 바른 다음 가볍게 마사지한다. 따뜻한 수건으로 감싸 5~10분 정도 그대로 두면 오일 성분이 두피와 모발에 깊숙이 스며든다. 모발에 남아 있는 여분의 오일을 수건으로 닦아낸 뒤 그대로 두었다가 다음날 아침에 씻어낸다. 일주일에 한 번 정도 해주면 좋다.

허브 티

● 네틀, 로즈마리, 쇠뜨기

허브 티를 마시는 것도 모발을 윤기 있고 건강하게 하는 데 도움이 된다. 혈액을 깨끗하게 해주고 영양을 공급하는 네틀, 혈행을 촉진하여 활성화시키는 로즈마리, 모발을 건강하게 하는 쇠뜨기 등을 차로 만들어 마시면 좋다.

비듬과 탈모

아무리 예쁘고 깔끔하게 차려 입었어도 어깨 주위에 비듬이 떨어져 있으면 한순간에 스타일이 망가진다. 비듬은 두피의 피질(皮質)과 수분의 균형이 맞지 않아 생기는 것인데, 이로 인해 탈모가 진행되기도 한다. 마사지로 혈행을 촉진하고 영양을 공급하여 두피를 건강하게 만들면 비듬은 물론 탈모도 예방할 수 있다.

비듬 방지를 목적으로 만드는 린스는 로즈마리나 라벤더로 만든다. 그러나 로즈마리는 피부에 강한 자극을 주므로, 라벤더로 만든 린스와 1주일씩 번갈아 사용한다.

린스

- 비듬 방지 | 로즈마리 2방울 + 사과 비니거 5㎖

  티트리 1방울 + 유칼립투스 1방울 + 사과 비니거 5㎖

- 탈모 방지 | 일랑일랑 1방울 + 로즈마리 1방울 + 사과 비니거 5㎖

두피 유지분의 밸런스가 깨지면 비듬이 생기기 쉽다. 따라서 두피의 유지분을 균형 있게 조절하는 것이 중요하다. 로즈마리는 두피를 활성화시켜 비듬을 억제하는 기능을 한다. 사과 비니거에 로즈마리를 넣어 잘 섞은 다음, 따뜻한 물을 받은 세면기에 넣어 섞는다. 샴푸 후 마지막에 이 물로 머리를 감는데, 특히 두피에 골고루 스미도록 신경 써서 감은 뒤 헹구지 말고 그대로 말린다. 살균과 소독 작용이 있는 티트리나 유칼립투스 오일을 이용한 린스도 매우 효과적이다. 세면기에 따뜻한 물을 붓고 피지 밸런스를 조절하는 일랑일랑과 로즈마리를 넣어 탈모 방지용 린스를 만든다. 샴푸 후 충분히 헹궈낸 다음 린스로 머리카락과 두피를 충분히 적셔 준 뒤 물기를 제거한다. 이외에도 티트리는 두피를 청결하게 하고 자극을 주며, 베르가못 역시 두피를 청결하게 하고 비듬을 억제하는 작용을 한다.

로션

- 비듬 방지 | 로즈마리 6방울 + 호호바 오일 30㎖

　　　　　　티트리 4방울 + 베르가못 2방울 + 호호바 오일 30㎖

- 탈모 방지 | 로즈마리 2방울 + 일랑일랑 2방울 + 위트점 오일 2㎖ + 호호바 오일 28㎖

　　　　　　크레송(물냉이) 10줄기 + 로즈마리 워터 10㎖ + 보드카 10㎖

비듬에 쓸 것인지 탈모에 쓸 것인지를 정하여 용도에 맞도록 마사지 오일을 만든다. 탈모용 크레송 로션은 생크레송을 거즈나 모시주머니에 넣고 빻아서 즙을 낸다. 이것과 로즈마리 워터, 보드카를 함께 섞어 두피에 바르고 가볍게 마사지한 다음 헹궈낸다.

아로마 센스

●●● 알게 모르게 겪게 되는 사소한 고민을 해결하고 보다 깨끗하고 향기로운 삶을 연출할 수 있는 작은 지혜를 아로마테라피에서 찾을 수 있다. 여기에서는 대표적인 몇 가지 예만 제시하고 있지만, 허브와 에센셜 오일에 친숙해지면 생활 속에서 다양하게 응용할 수 있을 것이다. 단 욕심을 부려 너무 많은 양을 사용하거나 지나치게 자주 사용하는 것은 삼가야 한다.

차 안에서 냄새가 날 때

자동차 안은 거의 밀폐되어 있기 때문에 담배를 피운다거나 음식을 먹으면 냄새가 잘 빠지지 않는다. 게다가 에어컨, 히터 등을 장시간 가동하면서 환기는 잘 하지 않기 때문에 실내 공기도 금세 탁해진다. 많은 사람들이 차 안의 나쁜 냄새를 감추기 위해 방향제를 비치하는데, 어떤 경우에는 그 향이 너무 강하고 인공적이라서 머리가 아플 때가 있다.

공기가 탁한 곳에서는 임시방편으로 손수건이나 티슈 페이퍼에 오일을 떨어뜨려 향기를 맡는 방법도 있겠지만, 차 안 전체 공기를 정화하고 불쾌한 냄새를 없애고 싶을 때는 에센셜 오일로 만든 냄새 제거 스프레이를 이용하는 것이 좋다. 에센셜 오일은 산뜻한 향으로 나쁜 냄새와 공기중의 세균까지 없애 주는 역할을 한다. 직접 만든 냄새 제거 용액을 분무기나 스프레이식 향수병에 담아 사용하면 편리하다. 뿌리기 전에는 반드시 오일이 잘 섞이도록 흔들어 주어야 한다.

냄새 제거 스프레이를 준비하지 못했을 경우에는 손수건이나 티슈 페이퍼에 로즈마리 등의 에센셜 오일을 떨어뜨려 차 안에 두어도 같은 효과를 볼 수 있다.

냄새 제거 스프레이

- 로즈마리 10방울 + 베르가못 10방울 + 미네랄 워터 50㎖
- 유칼립투스 10방울 + 레몬 10방울 + 미네랄 워터 50㎖

집 안에서 냄새가 날때

음식 냄새, 애완동물의 배설물 냄새, 담배 냄새, 화장실 냄새 등 집 안에는 갖가지 냄새들이 섞여 있고, 청소나 환기를 제때 해주지 않으면 그대로 소파나 커튼에 밸 소지가 많다. 특히 관리가 소홀한 옷장이나 신발장 등에 습기가 차 있으면 청소하는 데 많은 시간과 노력이 필요하다.

실내 냄새 제거용 스프레이나 방향제, 방충 스프레이 등이 많이 나와 있지만, 화학 합성물질로 되어 있어 건강에 좋다고 볼 수 없을 뿐 아니라 방충제에 대한 해충 면역력만 높아지기 때문에 완벽한 방충 효과를 기대할 수 없다. 이럴 때 에센셜 오일을 이용하면 인체에 해를 끼치지 않으면서 집 안을 깨끗하고 향기롭게 가꿀 수 있다.

사이프러스는 방충 효과가 있어 벌레의 접근을 막아 주며, 시트로넬라는 살균 효과와 냄새 제거 효과가 뛰어나다. 제라늄은 살균 작용과 벌레의 접근을 막아 주는 역할을 하며, 티트리에도 방충 효과가 있어 벌레의 접근을 막는다. 그리고 유칼립투스에는 살충 효과가 있어 진드기나 벼룩의 접근을 막으며, 레몬그래스 역시 살균 작용을 하므로 향기를 확산시키면 공기가 오염되는 것을 막을 수 있다.

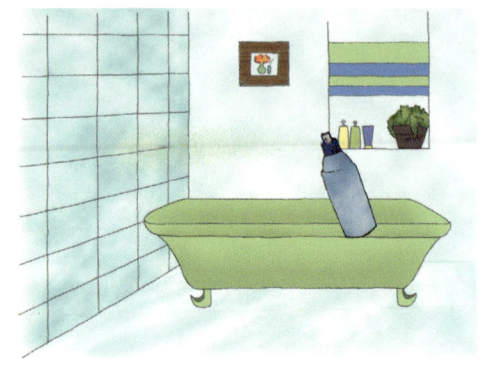

유칼립투스, 티트리, 라벤더, 일랑일랑, 그레이프푸르트, 스위트오렌지 1, 2방울을 진공 청소기의 쓰레기봉지 안에 떨어뜨린 뒤 청소하면, 향기가 방안에 퍼지면서 청소기 안을 살균하고 배기구에서 나오는 냄새도 없애 준다. 유칼립투스와 티트리는 진드기에도 효과적이다.

또 에센셜 오일을 적신 시나몬 스틱을 옷장 안에 걸어놓으면 방충과 방향 효과를 동시에 얻을 수 있다. 곰팡이가 생기기 쉬운 욕실에는 알코올과 사이프러스를 섞어 스프레이를 만들어 뿌리면 도움이 된다.

방향욕

● 로즈마리(사이프러스/시트로넬라/제라늄/티트리) 3방울

곰팡이 방지 스프레이

● 사이프러스 10방울 + 에틸 알코올 50㎖

향기 스틱

● 시트로넬라(레몬그래스/제라늄/사이프러스) 10~20방울 + 시나몬 스틱(계피) 적당량

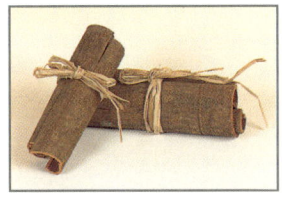

시나몬 스틱을 비닐주머니에 넣고 자신이 좋아하는 향의 에센셜 오일을 뿌린다. 주머니를 잘 묶어 밀봉한 다음 24시간 그대로 둔다. 시나몬 스틱에 오일이 충분히 스며들면 꺼내서 몇 개씩 끈으로 묶는다. 방충 효과는 약 2개월, 향기는 6개월 정도 지속된다. 2개월에 한 번씩 에센셜 오일을 뿌려두면 계속 사용할 수 있다.

냄새 제거 및 공기 정화용 스프레이

● 사이프러스(티트리/시트로넬라/레몬그래스/제라늄/유칼립투스/타임/레몬) 10~15방울 + 에틸 알코올 5㎖ + 정제수 45㎖

에센셜 오일은 한 종류만 사용해도 좋고 2, 3종류를 조합해 좋아하는 향을 만들어도 된다. 에틸 알코올은 순도가 높은 것을 사용해 오일과 정제수를 넣고 잘 섞는다. 이를 스프레이 용기에 넣어 사용 직전에 잘 흔들어 사용한다. 옷장 속의 냄새를 없앨 때나 자동차 안의 냄새 제거, 살균에도 효과적이다.

졸음이 몰려올 때

음주 운전만큼이나 위험한 것이 바로 졸음 운전이다. 몹시 피곤한 상태로 운전하거나 장거리 운전을 할 때는 졸음에 대처할 방법을 준비해야 안심할 수 있다. 가장 흔한 방법으로는 간단한 스트레칭을 들 수 있다. 2시간에 한번씩 차에서 내려 어깨나 목을 가볍게 돌리고 기지개를 크게 켜는 등 몸을 움직여 주어야 한다는 것은 운전 상식이다. 그러나 고속도로를 달리고 있을 때나 정체 구간에서 꼼짝없

이 막혀 있을 때는 시간에 맞춰 스트레칭을 한다는 게 쉽지 않다.

이럴 때는 좌석에 앉은 채 뒷목을 주무른다거나 눈 위에서부터 관자놀이, 두피를 가볍게 마사지하는 방법이 있기는 하다. 그러나 그보다 간단하게 졸음에서 깨어나고 싶다면, 에센셜 오일을 이용해 보자. 에센셜 오일을 뿌려둔 향기 주머니를 차 안에 두면 졸음 운전을 효과적으로 막을 수 있다. 빠른 효과를 원할 때는 손수건이나 티슈 페이퍼에 에센셜 오일을 떨어뜨려 향기를 맡도록 한다.

사무실에서 졸음이 쏟아질 때나 잠을 아껴야 하는 수험생에게도 효과적인데, 따뜻한 물을 넣은 컵이나 손수건에 오일을 1, 2방울 떨어뜨린 다음 흡입하면 머리 속이 맑아지면서 졸음이 달아난다. 오일은 로즈마리, 페퍼민트, 유칼립투스, 레몬 등 감귤계 오일을 이용하는 것이 적합하다.

방향욕

- 로즈마리 2방울 + 레몬 1방울
- 페퍼민트(유칼립투스/레몬) 3방울

사무실이나 공부방 등 실내에서 아로마 포트를 이용해 향기를 계속 확산시킨다. 빠른 효과를 원할 때는 따뜻한 물을 넣은 컵에 오일을 1, 2방울만 떨어뜨려 흡입하거나 손수건에 오일을 떨어뜨려 갖고 다니면 외출했을 때 편리하게 사용할 수 있다. 로즈마리는 집중력을 높이는 효과가 있으며, 페퍼민트는 뇌신경을 자극하여 심신을 상쾌하게 한다. 유칼립투스나 레몬 역시 집중력과 기억력을 고양시키는 작용을 하므로 집중력을 요하는 일을 하는 사람들에게 권할 만하다.

전신욕

● 로즈마리 4방울 + 레몬 2방울

조금 뜨거운 물에 오일을 떨어뜨리고 짧은 시간 전신욕을 한다. 로즈마리는 다소 독특한 향이 나므로 이를 싫어하는 사람은 레몬, 오렌지, 그레이프프루트 등 감귤계 오일을 첨가하든가 수욕을 하는 것도 좋다.

허브 티

● 로즈마리, 페퍼민트, 스피아민트, 레몬그래스

머리를 상쾌하게 해서 집중력을 높이는 허브를 2, 3종류 배합하거나 한 종류로만 차를 만들어 마신다. 농도를 조금 진하게 해서 마시면 한층 큰 효과를 기대할 수 있다.

벌레에 물렸을 때

환경 때문인지 겨울에도 아파트에서는 모기를 종종 볼 수 있다. 집 안에 들어온 벌레나 진드기에 물린 피부는 벌겋게 부어오르거나 반점이 생기면서 흔적을 남기기도 한다. 가려움 또한 만만치 않다.

벌레에 물렸을 때는 환부에 라벤더 또는 티트리 원액을 바르거나 패출리, 레몬밤을 희석하여 바른다. 페퍼민트로 크림을 만들어 바르면 가려움을 예방하면서 피부가 상쾌해지는 느낌을 받을 수 있다. 벌레에 물리지 않으려면 방충 효과가 있는 에센셜 오일로 로션을 만들어 피부에 뿌린다. 특히 여름철에 캠프를 떠나거나 야외 활동을 할 때 가져가면 도움이 된다.

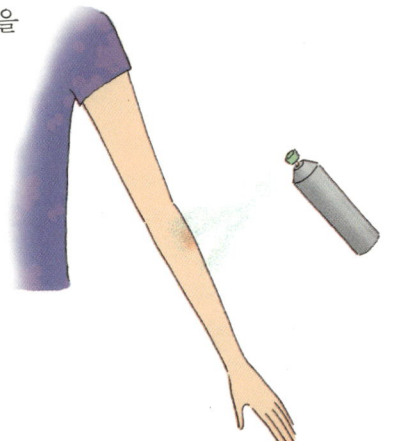

에센셜 오일 바르기

● 티트리(라벤더) 1방울

면봉 끝에 오일을 묻혀 벌레 물린 곳에 바른다. 티트리와 라벤더 오일은 살균·소독 작용을 하고 염증이나 가려움증을 완화시키는 효과가 있다. 다른 오일과 달리 희석하지 않고 그대로 바를 수 있다.

스프레이

● 시트로넬라 3방울 + 제라늄 2방울 + 보드카 5ml + 정제수 45ml

살균 작용을 하고 벌레를 막아 주는 시트로넬라, 방충 효과가 있으며 가려움증을 덜어주는 제라늄으로 벌레를 막는 로션을 만들어 피부에 뿌려 준다. 땀을 많이 흘리면 씻겨나가므로 여름철에는 2, 3시간 간격으로 다시 뿌린다. 단, 몸에만 사용하고 얼굴에 뿌리는 것은 피한다.

크림

● 라벤더 2방울 + 페퍼민트 1방울 + 호호바 오일 15ml + 비왁스(밀랍) 3g

비왁스(밀랍)와 호호바 오일을 섞어 잘 저어가며 중탕으로 녹인다. 크림 상태로 하얗게 되면 라벤더와 페퍼민트를 더 섞는다. 잠시 두었다가 식으면 사용하는데 만든 날로부터 6개월 이내에 모두 사용해야 하며, 마사지용으로 사용하면 안 된다.

냉습포

● 제라늄(티트리/라벤더/로만카모마일) 3방울

벌레에 물려 가렵거나 물린 부위가 부어오를 때는 냉습포가 효과적이다. 벌레 물린 곳을 차갑게 해주는 것만으로도 염증이 진정되고 불쾌감도 해소할 수 있다. 습포는 약 10분 내지 15분 정도 해준다.

과식했을 때

먹는 즐거움은 인간이 추구하는 욕구 중 가장 본능적인 것에 속한다. 맛있는 음식이 눈앞에 있으면 처음에는 체중이 신경 쓰여 사양하다가, 조금씩 먹다보면 자신도 모르게 과식하여 몸과 마음이 다 괴로웠던 경험이 누구나 있을 것이다. 이럴 때 소화를 촉진시켜 개운하게 하는 에센셜 오일과 허브가 도움이 된다. 구토 증상이 느껴질 때는 페퍼민트 향기로 방향욕을 하면 효과적이다. 위가 팽창해 괴로울 때는 가벼운 마사지와 허브 티로 효과를 볼 수 있다.

방향욕

- 페퍼민트 2방울 + 로만카모마일 1방울
- 라벤더 2방울 + 로즈마리 1방울
- 페퍼민트 1방울 + 레몬 1방울
- 손수건을 이용할 때 | 페퍼민트 1, 2방울

속이 더부룩하고 매스껍거나 구토 등의 증상이 있을 때는 페퍼민트, 로만카모마일, 라벤더, 로즈마리, 레몬 등의 오일로 방향욕을 한다. 아로마 포트 등을 이용해 방안에 향을 확산시키고 편안하게 누워 위를 차분히 쉬게 해주면 기분도 회복된다. 손수건이나 티슈에 페퍼민트 1, 2방울을 떨어뜨려 향기를 맡으면 속이 편해진다.

마사지

- 라벤더 4방울 + 로즈마리 3방울 + 호호바 오일 30㎖
- 마조람 7방울 + 호호바 오일 30㎖

라벤더는 스트레스를 완화시키며, 로즈마리는 소화를 촉진시켜 위장의 활동을 조절한다. 마조람은 위장의 경련을 가라앉혀 정상으로 만드는 작용을 하므로 증상에 적합한 오일을 준비해 마사지 오일을 만든다. 배꼽을 중심으로 시계 방향으로 부드럽게 쓸어 주듯 마사지한다. 마사지해 줄 파트너가 있을 때는 등 마사지도 같이 하면 좋다.

허브 티

● 페퍼민트, 저먼카모마일, 레몬버베나, 레몬밤

과식, 과음에는 소화를 촉진시키는 페퍼민트나 저먼카모마일의 허브 티를 만들어 기호에 따라 꿀을 타서 마신다. 또는 레몬버베나, 레몬밤 등의 허브 티를 마시는 것도 좋다.

식욕이 없을 때

식욕이 왕성하여 과식하는 것도 문제이지만, 식욕을 잃어서 음식을 제대로 먹지 못한다면 건강의 적신호로 볼 수 있다. 정신적인 스트레스 때문에 식욕이 없을 때는 감귤계 오일을 이용한 방향욕이 효과적이다. 식사 전에 향기를 확산시키면 식욕을 자극할 것이다. 장에 원인이 있는 경우에는 목욕 전에 복부 마사지를 한다. 단, 증상에 따라서는 의사의 진단을 받는다.

방향욕

● 스위트오렌지(그레이프푸르트/페퍼민트/레몬) 3방울

이런저런 이유로 입맛이 없을 때 에센셜 오일을 이용해 보자. 식전 공복에 아로마 포트나 아로마 라이트에 감귤계의 오일을 떨어뜨리고 산뜻한 향기를 확산시켜 본다. 그레이프푸르트는 식욕을 자극하여 기분을 고양시키며, 스위트오렌지는 식욕을 돋우고 소화를 촉진한다. 또 페퍼민트는 기분을 상쾌하게 해 식욕을 촉진하고, 레몬은 소화기계의 기능을 높이는 효과가 있다.

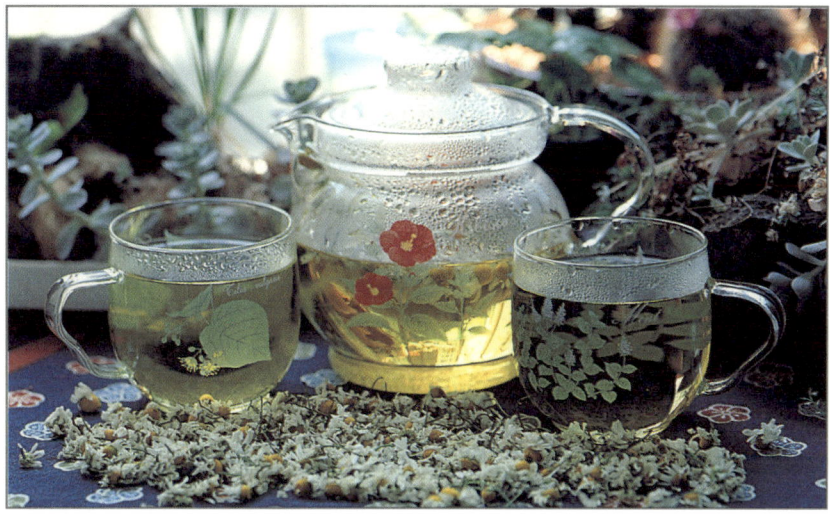

전신욕

- 페퍼민트 4방울 + 레몬 2방울
- 그레이프푸르트 4방울 + 로즈마리 2방울
- 스위트펜넬 2방울 + 스위트오렌지 2방울

좋아하는 향의 오일이나 준비가 가능한 오일을 선택해 식사하기 전에 전신욕을 한다. 목욕 전에 배꼽 근처를 마사지를 하면 혈액 순환이 잘 돼 식욕을 촉진한다.

허브 티

- 저먼카모마일 + 페퍼민트, 또는 하이비스커스

방향욕이나 목욕과 더불어 허브 티를 마시면 효과를 높일 수 있다. 저먼카모마일과 페퍼민트는 소화를 촉진시키고 식욕을 돋우는 작용을 하며, 하이비스커스의 새콤함도 식욕을 일으킨다. 그 밖에 식욕을 돋우는 시나몬 또는 진저 등의 스파이스류를 이용해도 좋겠다.

숙취로 괴로울 때

술을 즐기는 사람이라면 과음한 다음날 숙취로 고생해본 경험이 있을 것이다. 머리가 깨질 듯한 두통이나 구토감 등으로 아침에 일어나기조차 힘들고, 입에서는 술냄새가 채 가시지 않았을 뿐 아니라 얼굴은 퉁퉁 부어 있다. 하루 푹 쉬고 싶다고 하소연해보지만 고통을 참으며 출근해야 한다. 이런 증상에도 에센셜 오일과 허브를 이용하면 몸에 부담을 주지 않으며 증상을 완화시킬 수 있다. 상쾌한 향기로 두통과 구토감을 억제하고, 이뇨 작용이 있는 허브 티를 마셔 알코올을 체내에서 빨리 배출시킨다.

반신욕

- 페퍼민트 2방울 + 레몬 2방울
- 주니퍼베리 2방울 + 라벤더 2방울
- 샌달우드 2방울 + 로즈마리 2방울

술을 마신 다음날 아침, 따뜻한 물로 반신욕을 하면 서서히 취기가 가신다. 페퍼민트의 산뜻한 향기는 기분을 새롭게 해주며 위가 활동할 수 있게 도와 준다. 또 레몬은 간장의 해독을 촉진시켜 기분을 새롭게 하며, 주니퍼베리는 이뇨를 촉진하여 알코올을 몸 밖으로 배출시키는 작용을 한다. 라벤더와 로즈마리는 불쾌감을 억제하여 구토감이나 두통을 완화시키며, 샌달우드는 신경을 부드럽게 해준다. 반신욕을 할 때는 어깨를 수건으로 감싸서 체온을 유지한다. 아침까지 남아 있는 술기운에서 빨리 벗어나고 싶다면 로즈마리로 전신욕을 하는 것이 좋다. 상쾌한 향기가 술냄새를 없애 주며 머리를 맑게 해준다.

온습포

- 주니퍼베리 2방울 + 라벤더 2방울

●페퍼민트 3방울

세면기에 따뜻한 물을 받은 뒤 에센셜 오일을 떨어뜨린다. 깨끗한 거즈나 화장솜을 적셔서 가볍게 짠 뒤 눈 위나 관자놀이에 붙인다. 페퍼민트로 온습포를 만들어 목 뒤에 대고 있으면 두통이나 구토감에 효과적이다.

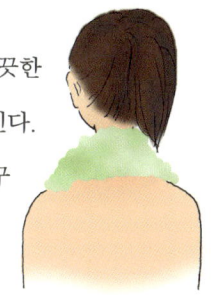

허브 티

●페퍼민트, 린덴, 레몬밤

한 가지만 마셔도 되지만 세 종류를 배합해도 궁합이 잘 맞는다. 이 허브 티는 위장 활동을 조절하고 이뇨 작용이 뛰어나기 때문에 술이 빨리 깨도록 도와 준다. 특히 레몬밤의 산뜻한 레몬 향기는 소화를 촉진시킨다.

더위로 잠 못 잘 때

우리나라 기후가 아열대성으로 바뀌고 있다고 한다. 그래서인지 습기를 많이 머금은 후텁지근한 가마솥 더위로 여름 나기가 갈수록 힘들어지고 있다. 한밤중에도 내려가지 않는 기온 때문에 수면 부족에 시달리고, 의욕과 식욕까지 잃어 생체 리듬도 엉망이 되기 쉽다.

만사 제쳐 두고 휴가라도 떠나 푹 쉬는 게 가장 좋지만 현실적으로 그리 쉽지만은 않은 일이다. 이럴 때 에센셜 오일과 허브의 힘을 빌려 기분을 새롭게 하고, 숙면을 취해 심신에 활력을 주자.

방향욕

●페퍼민트 2방울 + 주니퍼베리 1방울

● 네로리 2방울 + 레몬 1방울

더위에 지쳐 의욕이 없을 때는 기분을 산뜻하게 하는 페퍼민트와 몸의 기능을 활발하게 하는 주니퍼베리의 향기를 확산시킨다. 스트레스를 완화시켜 새로운 의욕을 가질 수 있게 한다. 네로리는 스트레스를 완화시켜 마음을 편안하게 하며, 레몬은 향긋한 향과 더불어 기분을 새롭게 하여 원기를 북돋는 효능을 갖고 있다.

목욕

● 반신욕 | 라벤더 2방울 + 네로리 2방울

● 전신욕 | 페퍼민트 2방울 + 라벤더 2방울 + 레몬 2방울

　　　　　네로리 4방울 + 페퍼민트 2방울

　　　　　라벤더 3방울 + 로즈마리 3방울

더위로 고생할 때는 샤워보다는 미지근한 물로 목욕하는 것이 효과적이다. 미지근한 물에 충분히 몸을 담그면 온몸이 편안해지면서 숙면을 취할 수 있어, 열대야로 잠을 이루기 어려울 때 권할 만하다. 잠을 잘 잘 수 있게 도와 주는 라벤더와 마음을 편하게 하는 네로리를 이용하여 잠자기 전에 미지근한 물에서 15~20분간 반신욕을 한다. 전신욕을 할 때는 심신의 기능을 산뜻하게 하는 페퍼민트와 자율신경을 강화시키는 라벤더, 원기를 북돋워 주는 레몬을 이용한다. 페퍼민트나 로즈마리는 청량감을 주지만 자극이 강하므로 양을 적게 한다. 욕조 안에서 머리와 얼굴을 마사지하면 나른함이 없어진다. 머리 마사지는 엄지를 제외한 네 손가락으로 이마에서 후두부를 향해 두피를 주무르듯이 손가락을 움직인다.

마사지

● 네로리 2방울 + 페퍼민트 2방울 + 라벤더 2방울 + 호호바 오일 30ml

더위에 지쳐 모든 일에 의욕이 없을 때에는 두피나 얼굴을 마사지해도 좋고, 어깨나

등을 마사지해도 효과적이다.

허브 티

● 하이비스커스, 로즈힙

새콤한 하이비스커스 티는 식욕을 증진시키는 허브이다. 여기에 비타민 C가 풍부한 로즈힙 열매를 2, 3개 섞으면 진한 차를 마실 수 있는데, 효능은 물론이고 찻물이 핑크빛을 띠므로 로맨틱한 분위기를 즐길 수 있을 것이다.

땀냄새가 심할 때

땀냄새는 본인은 물론 타인에게도 불쾌감을 줄 수 있다. 샤워나 목욕을 자주 하는데도 땀을 많이 흘려 냄새가 난다거나, 혹은 자주 씻을 수 없는 상황에 처해 있을 때 간단히 해결하는 방법이 있다. 땀을 억제하고 디오도란트(deodorant: 방취) 효과가 있는 에센셜 오일을 이용해 로션을 만들어, 외출 전에 가볍게 뿌리거나 지니고 다니면 땀냄새와 체취 문제는 고민하지 않아도 된다. 또는 허브로 파우더를 만들어 바르는 방법도 있다.

전신욕

● 사이프러스 4방울 + 그레이프푸르트 2방울

● 베르가못 4방울 + 유칼립투스 2방울

사이프러스는 땀을 억제하고 냄새를 없애 주는 효과가 있다. 향긋한 향의 그레이프푸르트는 살균 · 소독 작용을 하고 피부를 청결하게 해준다. 베르가못 역시 살균 · 소독 작용과 냄새를 억제하며 유칼립투스도 탈취 효과가 뛰어나다. 욕조에 약간 뜨거운 물을 담고 오일을 떨어뜨린 뒤 짧은 시간 목욕한다. 저온에서 장시간 목욕하면 오히려 땀의 분비를 촉진하므로 주의한다. 또 광과민성 반응이 있는 감귤류의 오일로 목욕한 후에는 3시간 정도 자외선에 노출되지 않도록 주의한다.

스프레이

● 유칼립투스 5방울 + 레몬 3방울 + 베르가못 2방울 + 보드카 5㎖ + 정제수 45㎖

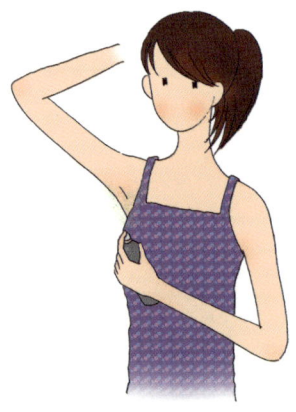

땀 분비를 억제해 주는 로션을 만들어 사용한다. 유칼립투스는 땀 분비를 억제할 뿐 아니라 살균·탈취 효과도 갖고 있다. 베르가못이나 레몬은 살균·소독 작용이 뛰어나다. 이 오일들을 보드카에 넣고 유리막대로 잘 섞은 뒤 보존용 스프레이 용기에 옮겨 담는다. 마지막으로 정제수를 넣고 마개를 닫은 후 잘 흔들어 섞는다. 겨드랑이 등 땀 냄새가 많이 나는 부위에 가볍게 뿌려 준다. 땀을 억제하는 효과도 뛰어나지만 향기가 아주 좋아서 향수처럼 사용해도 된다. 다만 광과민성 반응이 있으므로 자외선을 주의하도록 한다.

허브 파우더

● 세이지 분말 10g + 콘스타치 40g + 라벤더 1방울

세이지 분말과 콘스타치를 섞어 비닐봉지에 담는다. 면봉에 라벤더 한 방울을 묻혀 비닐봉지에 함께 넣어 밀봉한다. 하루가 지나면 땀을 억제하는 파우더가 만들어지는데, 이 파우더를 발에 묻혀 두면 끈적거림과 냄새를 예방할 수 있다. 손에 땀이 많이 나는 사람은 손에 바른다.

차멀미, 시차 적응이 안 될 때

차멀미의 고통은 당해 보지 않은 사람은 이해하기 힘들 것이다. 멀미를 하는 사람은 가능하면 움직이지 않으려 하고, 불가피하게 먼길을 떠나야 할 때는 비장한 각오를 하며 준비하는 것을 보았다. 이처럼 체질적으로 멀미를 하는 사람도 있지만, 수면 부족이나 피로 등으로 컨디션이 좋지 않아 일시적으로 차멀미를 할 수도 있다.

차멀미에는 소화 기능의 밸런스를 조절하는 페퍼민트, 두통과 구토감을 진정시켜 편하게 하는 라벤더를 사용하면 효과가 있다. 또 시차 부적응으로 잠이 오지 않을 때는 진정 작용이 있는 라벤더를 활용하고, 졸음을 쫓고 싶을 때에는 기분을 새롭게 하는 유칼립투스를 이용한다.

방향욕

- 라벤더(또는 페퍼민트) 3방울
- 손수건을 이용할 때 | 그레이프푸르트(페퍼민트/라벤더/베르가못/로즈마리) 1, 2방울

멀미가 시작되는 것 같으면 손수건이나 티슈 페이퍼에 페퍼민트를 떨어뜨려 향기를 맡으면 불쾌하고 매스껍던 속이 진정될 것이다. 시차가 바뀌어 잠이 오지 않을 때는 라벤더나 페퍼민트, 그레이프푸르트, 베르가못, 로즈마리 등의 오일로 방향욕을 하면 좋다. 역시 시차에 적응이 안 돼 머리가 멍할 때는 로즈마리의 향기가 정신을 새롭게 한다.

전신욕

- 라벤더 4방울 + 제라늄 2방울

- 베르가못 2방울 + 그레이프푸르트 2방울 + 로즈마리 2방울
- 베르가못 4방울 + 유칼립투스 2방울

시차 때문에 밤에도 잠이 오지 않을 때는 따뜻한 물에 라벤더와 제라늄을 떨어뜨리고 몸을 푹 담근다. 라벤더는 진정 작용을, 제라늄은 정신의 밸런스를 조절하여 기분을 고양시키는 작용을 한다. 그 밖에도 기분을 고양시켜 활력을 주는 베르가못이나 묵직한 머리를 완화시켜 기분을 상쾌하게 하는 그레이프푸르트와 로즈마리를 이용해 목욕한다. 욕조 안에서 목과 어깨를 가볍게 마사지한다. 잠을 쫓고 싶을 때는 아침에 목욕하는 것이 좋은데, 이때는 약간 뜨거운 물에 베르가못과 유칼립투스를 넣어 짧게 입욕한다. 그리고 손발을 강하게 마사지한다.

애완동물을 위한 아로마 요법

●●● 허브와 에센셜 오일은 동물에게도 유용하게 쓰인다. 특히 집 안에 개와 고양이를 기르면 병에 자주 걸리고 냄새도 나기 때문에 각별히 신경을 써야 한다.

● 벼룩 방지용 목걸이

페니로열민트 말린 것

목걸이 모양의 가늘고 긴 천 주머니를 준비한다. 이 주머니 안에 페니로열민트를 가득 채워 목에 걸어 준다. 방충 효과는 2개월 정도 지속된다.

● 벼룩 제거용 파우더

페니로열민트 60g + 웜우드 30g + 로즈마리 30g + 카이엔 페퍼 약간

이 허브들을 말려서 가루로 만든 다음 잘 섞어 준다. 밀폐용기에 담아 두고 필요할 때마다 몸에 뿌려 스며들게 한다.

● 눈병 치료

마리골드(홍차/우롱차) 우려낸 것

개나 고양이는 눈병에 자주 걸린다. 천연 항생물질이 들어 있는 마리골드를 우려내 그 물로 눈을 닦아 주면 큰 효과가 있다. 홍차나 우롱차를 이용해도 좋다.

● 상처, 염증 등 응급처치

컴푸리 뿌리 1큰술+펜넬시드 1큰술+미네랄 워터 120㎖

미네랄 워터를 끓인 뒤 여기에 컴푸리 뿌리와 펜넬시드를 넣고 뚜껑을 덮은 다음 식을 때까지 둔다. 이것을 걸러 병에 넣은 후 냉장고에 보관하며 사용한다. 물리거나 할퀴어서 상처를 입었을 때 발라 주면 잘 낫는다.

● 애완견 영양제

라즈베리 잎+칙위드+컴푸리

아주 어리거나 몸이 약한 강아지, 임신한 어미 개는 잘 먹고 건강해지는 것이 중요하다. 라즈베리 잎, 칙위드, 컴푸리를 전부 가루로 만들어서 보온병에 넣어 두고, 먹이를 줄 때마다 뿌려 주면 면역체가 강화되고 건강하게 자랄 수 있다.

● 고양이의 접근을 막고 싶을 때

레몬그래스 15방울+에틸 알코올 5㎖+정제수 45㎖

레몬그래스는 고양이가 매우 싫어하는 오일이다. 정제수와 에틸 알코올에 이 오일을 섞어 스프레이병에 담아 두었다가 필요할 때 뿌린다.

● 애완동물의 냄새 제거

사이프러스(티트리) 15방울+에틸 알코올 5㎖+정제수 45㎖

애완견이나 고양이를 기르면 실내에 냄새가 배기 쉽다. 냄새를 없애 주는 스프레이를 만들어 수시로 뿌리거나 프랑킨센스, 시더우드, 패츌리, 시나몬 등으로 향을 피우면 냄새가 완화된다. 이 향에는 모기를 쫓는 효과도 있으므로 현관 입구에서 피우면 좋다.

●●●부록 1

증상별 에센셜 오일

●●●아로마 힐링

초조할 때	일랑일랑, 베르가못, 라벤더, 로즈, 로즈마리, 로만카모마일, 자스민, 베티버, 레몬밤
우울할 때	라임, 제라늄, 로즈, 로만카모마일
스트레스가 쌓일 때	일랑일랑, 라벤더, 로즈, 로만카모마일, 벤조인, 캐롯시드, 스피아민트, 패출리, 페티그렌, 레몬밤
잠이 안 올 때	클라리세이지, 샌달우드, 스위트오렌지, 네로리, 베르가못, 라벤더, 로만카모마일, 베티버
충격에 빠졌을 때	일랑일랑, 클라리세이지, 샌달우드, 네로리, 라벤더, 로만카모마일, 시트로넬라, 블랙페퍼, 린덴
집중력이 요구될 때	로즈마리, 바질, 페퍼민트, 마조람, 유칼립투스, 레몬
긴장했을 때	샌달우드, 스위트오렌지, 라벤더, 벤조인
무기력할 때	자스민, 스피아민트, 세이지, 바질, 버치, 패출리, 블랙페퍼, 몰약, 주니퍼베리, 제라늄, 로즈우드, 로즈마리, 레몬
사랑에 빠지고 싶을 때	일랑일랑, 클라리세이지, 샌달우드, 네로리, 로즈, 자스민, 바질
에로틱한 밤을 보내고 싶을 때	자스민, 패출리, 일랑일랑
연인 때문에 울적하고 외로울 때	샌달우드, 네로리, 베르가못, 로즈
정서가 불안정할 때	제라늄, 베르가못, 라벤더, 로즈, 로즈우드, 로만카모마일, 시트로넬라, 세이지, 베티버, 만다린
불안과 걱정이 있을 때	프랑킨센스, 바질, 버치, 만다린, 레몬밤, 일랑일랑, 제라늄, 네로리, 베르가못, 그레이프푸르트
자신감이 필요할 때	일랑일랑, 샌달우드, 라벤더
서글픈 마음이 들 때	로만카모마일, 로즈, 제라늄

●●● 아로마 헬스

감기 · 몸살	라벤더, 유칼립투스, 카모마일
두통	클라리세이지, 페퍼민트, 마조람, 유칼립투스, 라벤더, 로만카모마일, 시트로넬라, 스피아민트, 바질, 레몬밤, 야로, 린덴
기침과 코막힘	사이프러스, 티트리, 페퍼민트, 유칼립투스, 라벤더, 로즈마리, 벤조인, 캐롯시드, 시더우드, 프랑킨센스, 파인, 히솝, 린덴
어깨 결림	주니퍼베리, 마조람, 라벤더, 로즈마리, 코리안더, 버치
근육통	코리안더, 파인, 버치, 블랙페퍼, 베티버, 사이프러스, 마조람, 유칼립투스, 라벤더, 레몬, 로즈마리, 로만카모마일
눈의 피로	라벤더, 로즈, 로만카모마일, 로즈마리
발의 피로	사이프러스, 주니퍼베리, 페퍼민트, 라벤더, 로즈마리
무좀	스파이크라벤더, 티트리, 몰약
소화기 장애와 설사	스위트오렌지, 로만카모마일
변비	펜넬, 페티그렌, 스위트오렌지, 마조람, 레몬그래스, 로즈, 로즈마리
냉한 체질	시나몬, 스위트오렌지, 네로리, 라벤더, 로즈마리
꽃가루 알레르기	사이프러스, 마조람, 페퍼민트, 유칼립투스, 로즈, 로만카모마일, 히솝
아토피성 피부염	저먼카모마일, 로만 카모마일, 로즈, 칼렌둘라
건조성 가려움증	로만카모마일, 라벤더, 샌달우드, 레몬, 로즈마리
생리통	클라리세이지, 페퍼민트, 유칼립투스, 라벤더, 레몬밤
생리불순	라임, 클라리세이지, 라벤더, 로만카모마일, 캐롯시드
갱년기 장애	로즈, 네로리, 로만카모마일, 베르가못, 레몬, 사이프러스, 일랑일랑
방광염과 요도염	라벤더, 로즈마리, 스위트오렌지, 주니퍼베리
고혈압	레몬, 마조람, 네로리, 스위트오렌지
위궤양	저먼카모마일(허브티), 네틀(허브티)

●●● 아로마 뷰티

기미와 주근깨	제라늄, 네로리, 로즈, 캐롯시드, 린덴
여드름	라벤더, 로만카모마일, 티트리
거칠어진 건성 피부	페퍼민트, 클라리세이지, 샌달우드, 제라늄, 라벤더, 로즈마리, 베티버, 로즈, 팔마로사
번들거리는 지성 피부	일랑일랑, 주니퍼베리, 제라늄, 라벤더, 로즈마리, 프랑킨센스, 야로, 라임, 레몬, 샌달우드, 바질
뚱뚱한 몸매	사이프러스, 주니퍼베리
두꺼워진 허리	주니퍼베리, 레몬그래스, 베티버
그을린 피부	네로리, 라벤더
윤기 없는 손톱	샌달우드, 라벤더, 레몬
푸석푸석한 머리카락	일랑일랑, 제라늄
비듬	베이, 티트리, 베르가못, 로즈마리, 시더우드
탈모	시더우드, 야로, 린덴, 일랑일랑, 로즈마리
민감성 피부	로만카모마일, 네로리, 라벤더
빈약한 가슴이 불만일 때	일랑일랑, 주니퍼베리, 제라늄, 라벤더, 로만카모마일

●●● 아로마 센스

차 안에서 냄새가 날 때	로즈마리, 베르가못, 유칼립투스, 레몬
집 안에서 냄새가 날 때	제라늄, 티트리, 라벤더, 레몬그래스, 클로브, 시트로넬라, 시나몬, 세이지, 파인, 베티버, 사이프러스, 유칼립투스
졸음이 몰려올 때	스피아민트, 페퍼민트, 파인, 히솝, 라임, 유칼립투스, 레몬, 로즈마리
벌레를 없애고 싶을 때	제라늄, 레몬그래스, 시트로넬라, 티트리, 라벤더, 시나몬, 레몬밤, 파인
벌레에 물렸을 때	티트리, 라벤더, 패출리, 레몬밤
과식했을 때	페퍼민트, 라벤더, 로즈마리, 로만카모마일, 코리안더, 스피아민트, 프랑킨센스, 페티그렌, 만다린, 야로, 린덴
식욕이 없을 때	베이, 코리안더, 스피아민트, 프랑킨센스, 히솝, 펜넬, 만다린, 블랙페퍼, 야로, 라임, 스위트오렌지, 페퍼민트, 레몬, 그레이프푸르트
숙취로 괴로울 때	페퍼민트, 레몬, 스피아민트, 라임
더위로 잠 못 잘 때	주니퍼베리, 네로리, 페퍼민트, 라벤더, 레몬, 로즈마리, 레몬그래스, 사이프러스
땀냄새가 심할 때	시트로넬라, 패출리, 사이프러스, 베르가못, 유칼립투스, 레몬, 그레이프푸르트
차멀미를 할 때	페퍼민트, 스피아민트, 라벤더, 그레이프푸르트, 로즈마리, 베르가못
시차 적응이 안 될 때	제라늄, 유칼립투스, 라벤더, 로즈마리, 스피아민트, 베르가못
동상에 걸렸을 때	사이프러스, 주니퍼베리, 라벤더, 로즈마리, 로만카모마일, 벤조인, 캐롯시드
특별한 날을 기념하고 싶을 때	자스민, 일랑일랑, 라벤더, 스위트오렌지

●●●부록 2

허브 티 즐기기

●●● 허브 티는 허브가 갖고 있는 여러 효능을 따뜻한 물에 우려낸 천연 건강·미용 음료이다. 허브의 생잎이나 꽃으로 만드는 것이 맛있지만 경우에 따라서는 말린 허브도 많이 쓰인다.

차를 만드는 재료와 양은 허브의 종류에 따라 조금씩 다르다. 차를 만들 때는 녹차와 마찬가지로 약 80℃의 뜨거운 물에서 3~5분 정도 우려내면 충분하다. 그 이상 우려내면 쓴맛이 나므로 주의한다. 생잎은 3작은술, 말린 허브는 1작은술에 뜨거운 물 1컵을 붓는다. 차 주전자의 재질은 알루미늄만 아니면 괜찮다.

허브 티는 늘 한 종류만 고집할 것이 아니라 분위기와 몸의 컨디션에 따라 2, 3종류를 섞어 마시면 다양한 맛과 향을 즐기면서 효과도 배가할 수 있다.

네틀 Urtica dioica

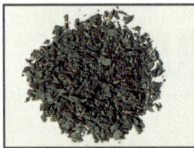

네틀 티에는 비타민 A와 C가 풍부하게 들어 있다. 빈혈을 예방해주며, 혈액을 정화시키는 엽록소를 포함하고 있어 체질을 개선하는 효과가 있다. 꽃가루 알레르기에 특히 유효하다. 또 요산 등의 독소를 배출시켜 통풍이나 류머티즘을 예방한다.

딜 Anethum graveolens

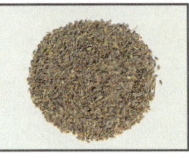

이뇨제로 온화한 완하제로 작용하며, 차게 만든 티는 염증을 일으킨 눈꺼풀과 눈의 치료에 좋다. 식욕 증진, 소화 촉진, 발한, 분만 촉진, 살균 등의 작용을 한다. 어린이가 소화기 계통의 병에 걸렸거나 장에 가스가 찼을 때 마시게 하면 효과가 크다.

라벤더 Lavandula officinalis

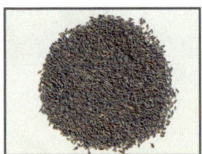

라벤더 티는 마시는 사람에 따라 좋고 싫은 반응이 뚜렷하게 나뉘는데, 유럽에서는 주로 신경 안정을 목적으로 마시고 있다. 진정 작용과 소화 촉진, 호흡기계 트러블 해소에도 좋다. 긴장, 스트레스, 불안, 불면증을 가라앉힐 뿐 아니라 방충, 살균, 소독, 방부, 항염 작용을 하며 두통 예방에도 좋다. 라벤더 워터는 화장수로도 쓰이지만 그을린 피부나 상처를 닦아 주면 치료 효과가 있고, 거칠어진 피부를 개선하는 효과도 있다.

라즈베리 Rubus idaeus

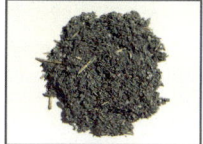

우리나라의 감잎 차와 비슷한 맛이 나는데 끝 맛은 약간 떫은 느낌을 준다. 라즈베리에는 칼슘이나 미네랄이 풍부하며, 자궁근이나 골수 주변의 근육을 조절하는 기능을 한다. 이런 이유로 미국이나 유럽 등지에서는 '안전한 출산을 위한 허브 티'로 알려져 출산을 앞둔 임산부들이 즐겨 마신다. 또 생리통이나 생리 전 증후군에 효과적이며 어린아이의 설사나 수분 보충에도 효과가 있다.

레몬그래스 Cymbopogon citratus

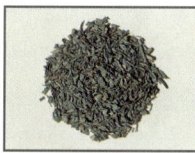

상큼한 레몬 향을 갖고 있는 레몬그래스는 복통이나 설사에 효과가 있고 두통이나 발열을 완화시킨다. 이뇨 작용을 하므로 몸속의 노폐물을 빨리 배출시켜 피부를 깨끗하게 해준다. 레몬그래스에는 강한 해독 작용과 악취 제거 성분이 있는데 특히 발냄새 제거에 효과적이다. 또 인후통, 후두염, 각종 열병과 같은 호흡기의 염증에도 좋다. 수유기의 엄마들이 마시면 모유가 잘 나온다.

레몬밤 Melissa officinalis

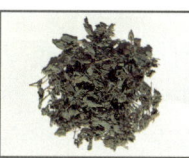

많은 사람들에게 사랑받는 차로 멜리사 티라고도 불린다. 두통을 가라앉히고 긴장을 풀어 주며, 뇌의 활동을 높여 기억력을 증진시킨다. 항바이러스 성분이 있어 전염성이 있는 병이나 헤르페스 등에 효과가 있다고 전해진다. 생리통이나 생리 불순에도 효과가 있으며, 위를 안정시키고 소화를 촉진시키므로 매스꺼움, 헛배, 구토, 소화 불량, 설사 등에도 효과가 있다. 또 살균제나 방부제로도 유용하게 쓰이며 침출액은 피부의 세정액으로 사용된다.

레몬버베나 Aloysia triphylla

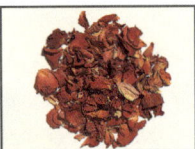

허브 티 중에서도 손꼽히는 맛과 향을 갖고 있으며, 상쾌하고 깨끗한 느낌을 주는 맛이다. 장의 운동을 활발하게 해주고, 진정 작용을 하는 성분이 포함되어 있어 기관지염이나 비염에 효과가 있다. 꽃가루 알레르기나 감기의 초기 증상에 좋고, 소화를 도와 위의 거북함을 해소한다. 레몬버베나 티는 눈의 세정제로 이용해도 좋다.

로즈 Rosa sp.

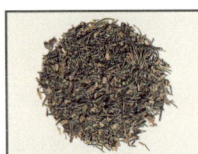

우아한 향을 갖고 있는 로즈는 허브 티로서도 대단히 인기가 높으며, 다른 허브의 블랜드용으로도 자주 사용된다. 로즈 티는 여성들의 질환인 생리 장애, 생리 전 증후군, 폐경기 장애 등에 좋고 진정, 강장, 소염, 소화 작용을 돕는다. 특히 꽃잎은 뛰어난 미용 효과를 인정받아 오랜 옛날부터 화장수나 목욕제로 쓰였다.

로즈마리 Rosmarinus officinalis

'젊음을 되돌려 주는 허브 티'로 알려져 있는데 생잎으로 만드는 것이 좋다. 강하고 상쾌한 향이 있어 머리를 맑게 하고 기억력을 높여 준다. 두통을 가라앉히는 효과도 있어 수험생들에게 가장 적합한 차라고 할 수 있다. 폐를 건강하게 하는 기능을 하므로 감기, 천식, 만성 기관지염, 유행성 감기 등에도 좋다. 이외에 강장, 진정, 소화, 수렴 등의 효과가 있고 구충, 항균 작용을 한다. 또 피부를 젊게 해준다는 로즈마리 워터는 화장수로도 인기가 높다.

로즈힙 Rasa canina

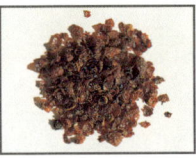

로즈의 열매로 차를 끓여 마시는데, 비타민 C를 듬뿍 함유하고 있으며 강장 효과가 있다. 해당화 열매로 대용할 수 있다.

린덴 Tilia europaea

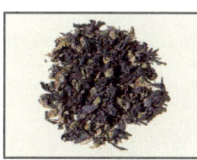

프랑스인들이 특히 좋아하는 허브 티로서 라임 티라고도 불린다. 꽃 한 송이에 뜨거운 물을 한 컵 붓고 3분 후에 마시면 된다. 스트레스에 의한 불면증이나 소화 불량, 감기, 카타르 인플루엔자(콧물감기)를 완화시킨다. 또 스트레스에 의한 긴장을 완화시키며 마음을 편안하게 안정시키는 효과가 있다. 이뇨 작용도 뛰어나 몸 속의 필요 없는 수분을 배출시키므로 스트레스에 의한 고혈압에도 효과적이다.

마로우 Malava silvestris

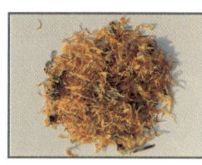

인기 있는 허브 티 중의 하나로, 꽃잎에서 우러나는 짙은 청자색이 매우 아름답다. 여기에 레몬을 한 조각 넣으면 연한 분홍색으로 변하면서 시각적으로 큰 즐거움을 준다. 기관지염이나 인후통, 호흡기 장애를 완화시키고 거담 작용도 한다.

마리골드 Calendula officinalis

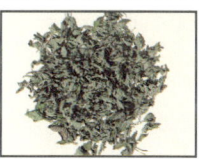

그리스의 전설에 의하면, 태양을 사랑하던 여인이 그리움 때문에 태양만 바라보다 죽고 말았는데, 그 여인이 죽은 자리에 태양을 닮은 꽃이 피었고 그 꽃이 바로 마리골드라고 한다.
마리골드는 매우 다양하게 쓰이는데 피부를 유연하게 하며 감기로 인해 생기는 근육통을 풀어 주며, 열이 심해 땀을 내고자 할 때 마시면 효과가 있다. 또 위염이나 위궤양 등의 소화기 계통의 병을 예방하는데 저먼카모마일과 섞어 마시면 잘 맞는다. 방부성이 있고 염증을 가라앉히며 건성 피부와 민감성 피부, 특히 햇볕에 탄 피부에 효과적이다.

민트 Mentha piperita

'위장의 벗' 이라 불리는 민트 티는 가장 많이 마시는 허브 티 가운데 하나이다. 마시면 상쾌한 느낌을 주고 호흡을 편안하게 하며, 위액의 분비를 조절하여 소화를 돕는다. 특히 페퍼민트 티는 심신에 활력을 주며 기분을 상승시키고 신경통, 신경쇠약, 감기, 두통 등에 효과가 있다. 피부에 닿았을 때 시원한 느낌을 주고 세정 작용이 뛰어나 건성 피부에 좋다. 스피어민트 티는 향긋하나 방향이 강하다. 살균, 소화 촉진, 건위 작용이 있어 입안의 소취제, 치약, 위약 등의 원료로 쓰이고 있다.

베르가못 Monarda didyma

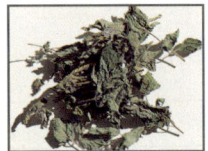

이탈리아의 베르가못 오렌지와 비슷한 향이 난다고 해서 붙여진 이름인데 북아메리카 인디언들이 즐겨 마시던 허브 티이다. 소화 기관에 작용하여 소화 불량, 헛배부름, 산통, 소화가 안 돼 생기는 위통, 식욕 부진 등을 해소해 준다. 습진이나 마른버짐, 여드름, 정맥류성 궤양, 창상, 포진 등에 효과적이다. 목욕제로 사용하면 릴랙스 효과를 기대할 수 있으며, 피부도 고와진다.

베이 Laurus nobilis

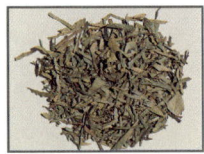

매콤한 맛이 있어 입안을 개운하게 한다. 발한 작용이나 위를 튼튼하게 하는 데 뛰어난 효과가 있으며 신진대사를 높여 주기 때문에 특히 겨울에 마시면 좋다. 목욕제로 사용해도 좋은데 냉증이 있는 사람에게 권할 만하다. 또 신경통이나 류머티즘의 통증을 완화시키고 강장 효과도 기대할 수 있다. 잎을 빻아서 알코올에 넣으면 육모(育毛) 효과가 있는 로션을 만들 수 있다.

세이지 Salvia officinalis

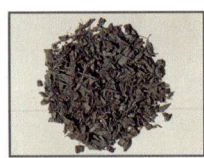

예부터 장수하는 허브 티로 알려져 있으며, 항산화제 성분이 무엇보다 강하다. 간장병, 변비, 류머티즘에 좋다. 또 기억력을 향상시키고, 강한 살균 작용을 하며 근육통을 부드럽게 하는 효과가 있다. 서양에서는 오래 전부터 세이지 티를 몇 시간 정도 두었다가 그것을 걸러서 짙은 재색 모발을 위한 린스로 사용했다. 목욕제로 사용하면 피로 회복에 좋으며 아름다운 피부를 가꿀 수 있다. 클라리세이지는 생리통에 특히 효과가 있다.

세인트존스워트 Hypericum perforatum

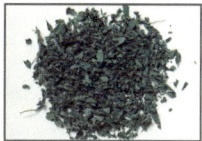

꽃에서는 레몬 향이 나고 잎에서는 발삼 향이 난다. 차를 끓여 마시기도 하지만 샐러드나 리큐르에도 많이 쓰인다. 살균 작용을 하기 때문에 베인 상처, 여드름 등에 효과적이며 근육통을 풀어주기도 한다. 이 물로 양치를 하면 입 냄새를 없앨 수 있고, 거칠어진 피부 개선이나 주름살 방지 등 피부 손질에도 이용된다. 생체 리듬을 조절하는 호르몬인 메라트닌의 분비를 높여서, 수면 리듬이 불규칙하거나 우울증이 있을 때 이용하면 본래의 생체 리듬이 회복된다. 갱년기 우울증, 생리 우울증에도 효과가 있다.

시나몬 Cinnamonam verum

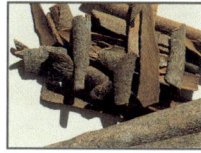

시나몬은 우리나라에서 한약재로 많이 이용하는 계피를 말한다. 육류를 먹고 나서 입가심으로 시나몬 티를 마시면 입안이 개운해지고, 소화가 안 될 때나 복통에도 좋다. 발한, 해열, 진통, 강심, 항알레르기 등의 효과가 있다.

에키나세아 Echinaca angustifolia

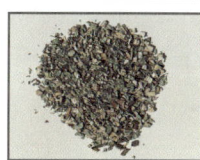

예부터 인디언들이 즐겨 마시던 허브 티로, 퍼플콘플라워라고도 하며 라즈베리 티와 비슷한 맛을 갖고 있다. 체내의 면역 물질인 인터페론의 활동을 활발하게 하여 바이러스에 대한 저항력을 높여 준다. 인플루엔자를 비롯한 대부분의 바이러스에 의한 감염을 예방하는 데 이용되며, 알레르기 증상을 완화시키는 효과도 있다.

엘더 플라워 Sambucus nagra

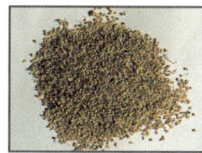

달콤한 향이 나는 꽃은 요리나 음료 등에 넣어 맛을 살리는 데 쓰이며, 봉오리는 피클로 만든다. 미국과 유럽 등지에서는 인플루엔자의 특효약으로 불릴 정도로 신뢰받는 허브이다. 특히 꽃가루 알레르기와 재채기, 콧물 등의 증상을 완화시킨다. 가을에 딴 열매는 설탕으로 절여 잼을 만들거나 파이에 넣기도 한다.

오레가노 Origanum vulgare

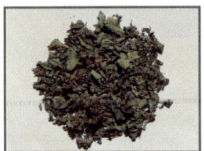

이 꽃 향기의 비밀은 사랑의 여신 비너스가 만들었다고 하며, 고대 그리스와 로마에서는 행복을 부르는 향이라고 하여 결혼식 때 신랑 신부의 화관에 장식했다고 한다. 오레가노 티는 약간 매콤한 듯한 독특한 맛을 갖고 있지만, 뒷맛이 향기로워 남성들도 즐겨 마신다. 소화 촉진, 강장, 이뇨, 진정, 건위, 식욕 증진, 살균 등의 작용을 한다. 오레가노를 달여 만든 액은 피부를 정화하고 염증을 완화시키며, 거친 피부를 가꿀 때 사용된다. 목욕제로도 사용하며 살균, 해독 작용도 한다.

오렌지 플라워 Citrus aurantium

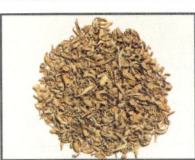

꽃에는 뛰어난 진정 작용이 있어서 불안, 신경증, 노이로제, 히스테리 등의 신경이 예민한 사람에게 효과적이다.

오렌지필 Citrus

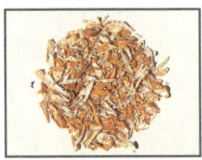

신선한 오렌지의 껍질을 말렸다가 끓여 마시면 된다. 오렌지는 껍질 부분에 정유 성분이 들어 있어, 차로 끓여 마시면 위를 진정시키고 장의 부조(不調) 개선과 자극, 흥분, 하열, 구풍 작용에 효과가 높다. 단, 농약과 방부제를 사용하지 않은 과일을 사용해야 한다.

자스민 Jasminum grandiflorum

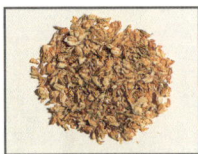

인도, 히말라야가 원산지인 상록저목이다. 향이 아주 좋아 고급 향수나 허브 티, 포푸리 등에 쓰이는데 성적 긴장감을 부드럽게 풀어 주는 효과가 있다. 기분을 고양시키는 효과도 있어 불감증이나 무기력증 해소에 좋다. 에센셜 오일은 우울증 치료와 불감증, 출산 후유증, 성기능 강화 등에 널리 사용되고 있다. 에센셜 오일을 이용해 마사지를 하면 피부를 탄력 있게 해주고, 생리를 정상화시키며, 출산시의 고통 완화, 모유 촉진 등의 효과가 있다.

카모마일 Matricaria chamomilla

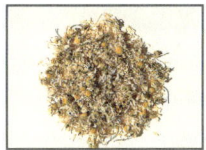

달콤새콤한 사과 향이 난다고 하여 '대지의 사과'라고 불린다. 염증 치료에 뛰어난 효과가 있어 감염증이나 결막염, 상처, 화상, 종기 등에 좋다. 손발이 차거나 재채기, 인후통이 있을 때 카모마일 티를 마시면 몸이 따뜻해지고 감기를 낫게 한다. 또 잠자리에 들기 전에 마시면 숙면을 취할 수 있고, 생리통을 완화시키며 긴장을 풀어 준다. 특히 밤에 보채고 잘 우는 아이에게 먹이면 효과를 볼 수 있다. 어린이의 경우 따뜻한 차를 마시게 하고, 갓난아이에게는 우윳병에 넣어 1큰술 정도 마시게 한다. 또 이가 나려고 잇몸이 근질근질해서 보채는 아이에게도 카모마일 티를 조금 마시게 하면 진정이 된다. 한편 이 차는 밝은 색 모발의 린스에 적합할 뿐 아니라 묘목에 뿌리면 입마름병(立枯炳)을 방지한다. 가벼운 피부 장애를 호전시키며 피부에 뛰어난 미용 효과가 있으므로 세정제로도 사용된다.

타임 Taqymus vulgaris

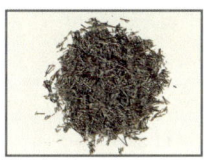

타임의 학명은 '향을 피우다'라는 의미인데, 허브로 가꾸는 것은 기본이고 아로마테라피에까지 매우 다양하게 쓰인다. '용기'라는 꽃말 때문에 중세에는 여인들이 기사에게 선물로 많이 주었다고 한다. 긴장에서 오는 두통과 과로를 풀어 주고 감기나 인후통에도 좋다. 잎이 내뿜는 향기는 머리를 맑게 해주고 우울한 기분을 바꾸어 준다. 신경 안정은 물론 빈혈, 피로, 악몽에 시달릴 때 마시면 안정을 느낄 수 있다. 위장 기능을 향상시켜 소화를 도와 주며 감기 예방에도 좋다. 향이 좋아 실내 방향제로 쓰이며, 차게 식힌 타임 차로 양치하면 입냄새를 없앨 수 있다.

탄지 Tanacetum vulgare

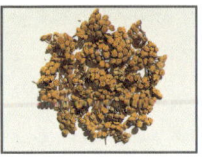

중세에는 현미에 지방분과 탄지를 넣고 죽을 만들어 변비를 예방하였다고 한다. 살충, 살균 효과가 있으며 방부, 방충 효과가 있어서 포푸리를 만들어 애완동물의 집에 넣어 두면 벌레를 없앨 수 있다.

펜넬 Foeniculum vulgare

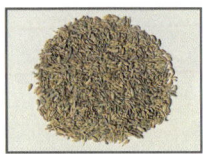

펜넬 티에는 이뇨제로 온화한 완하제가 작용하며, 차게 만든 티는 염증을 일으킨 눈꺼풀과 눈의 치료에 좋다. 딸꾹질이나 기침, 기관지염, 콧물 등에 효과를 나타내며 강장, 거담, 구충, 소독, 자극, 해독 작용 등을 할 뿐만 아니라, 갱년기의 각종 증상을 완화시킨다. 모유를 잘 나오게 하며 식욕 증진, 명치 언저리가 쓰리고 아플 때, 건위에도 효과가 있다. 목욕제로 사용하면 스트레스 해소 및 릴랙스 효과가 있고, 숙취에도 효과적이다.

하이비스커스 Hibiscus sabdariffa

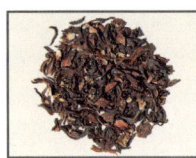

레몬처럼 신맛이 강하기 때문에 꿀을 넣어 마시는 것이 좋다. 꽃봉오리와 같은 모양의 꽃받침 부분을 말려 두었다가 차를 끓여 마시는데, 뜨거운 물을 부으면 예쁜 루비 색이 된다. 이뇨, 냉각 작용이 있으므로 여름철에 마시면 좋고 열이 있을 때도 효과를 볼 수 있다. 두발용 린스는 육모 촉진, 탈모 방지, 두피 활성, 모발 강화의 효과가 있고 보습 효과도 있다.

히솝 Hyssopus officinalis

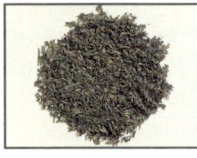

민트와 타임을 섞은 듯한 상쾌한 향이 강하게 난다. 허브 티로 마시면 위와 장을 튼튼하게 해주고 류머티즘 치료제로 쓰이며, 진정 작용이나 히스테리에 좋다. 목욕제로 사용하면 피부의 세정과 냉증의 개선에 유효하다.

●●● 부록 3

아로마와 허브를 만날 수 있는 곳

●●● 인터넷으로 찾으세요

한국아로마협회 www.koreaaroma.org 02)578-7707
대한향기협회 www.choaroma.co.kr 02)514-7651
한국아로마테라피협회 www.worldaroma.co.kr 02)593-7070
한의자연요법학회 02)3444-8603

아로마꼬레아 www.aromacorea.com Tel. 043. 295. 9085

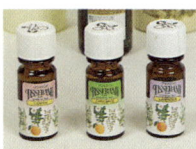

『여성을 위한 아로마테라피』 등 많은 저서를 낸 영국 최고의 아로마테라피스트인 마기 티설랜드(Maggie Tisserand) 여사가 엄선한 제품을 취급한다. 에센셜 오일의 원료인 허브는 세계 20여 개 국에서 무농약 재배되는 것만 사용하며, 유럽에서 생산된 제품에 비해 동양인의 피부와 체질에 맞게 개발되었다.

아로마 하우스 www.aromatopia.co.kr Tel. 02. 548. 7737

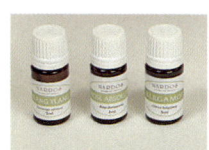

프랑스를 비롯하여 세계 각국의 유기(organic) 제품을 엄선하여 취급하고 있으며, 아로마테라피 관련 제품은 물론이고 건강, 미용 등의 마사지과 전문 테라피스트 양성을 위한 강좌도 운영하고 있다.

풀과 나무 www.pulgwanamu.co.kr Tel. 031. 446. 6257

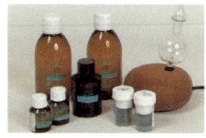

향수의 최대 산지로 불리는 프랑스 남부 그라스(Grasse)에 자리잡은 아로마테라피용 정통 향료 업체 JE International의 국내 대리점이다. 순도 높은 유기 생산물인 플로리알(Florial) 제품을 다양하게 공급하고 있다.

아로마 플러스 www.aromaplus.co.kr Tel. 031. 905. 2655

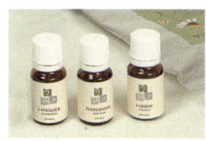

자연의 향기를 통해 모든 사람들에게 질적인 삶의 향상과 삶의 여유를 찾을 수 있도록 하는 것을 창업 이념으로 삼고 있다. 세계 각국의 유기 제품을 엄선해서 취급하며, 다양한 아로마 관련

제품을 공급하고 있다.

라벤다　www.herbplaza.com　Tel. 02. 557. 3337

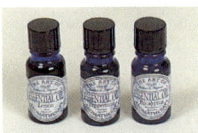

영국의 정통 아로마 제품인 Ashleigh & Burwood사의 한국 총 대리점으로 다양한 아로마 제품을 공급할 뿐 아니라 허브 강좌도 실시하고 있다.

궁노루　www.gunnoroo.co.kr　Tel. 02. 565. 6674

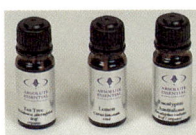

프랑스의 아로마테라피 정통학위 수여자인 Dr.Bo Hendgen 이 뉴질랜드에서 앱솔루트 에센셜 오일을 생산하고 있다. 그는 직접 세계 각국의 오일 생산자들을 관리하여 질좋은 유기(organic) 제품을 엄선하고 있는데 국내에서는 이곳에서 독점 수입 공급하고 있다.

아로마 코리아　www.Tisserand.co.kr　Tel. 02. 3444. 8603

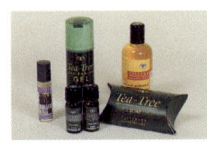

영국 아로마테라피스트의 개척자로 불리는 로버트 티설랜드(Robert Tisserand)가 세계 각국에서 엄선한 제품을 독점 공급하는 한국 총대리점이다.

●●● 허브 가든으로 가세요

프로방스 031. 945. 0314

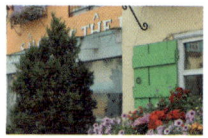

건강과 자연환경을 함께 생각하는 다양한 허브 관련 제품과 고품격의 아로마테라피용품, 프로방스풍 레스토랑과 고급 베이커리, 한식당, 핸드메이드 생활용품 등이 고루 갖춰져 있다.

허브밸리 033. 672. 0462

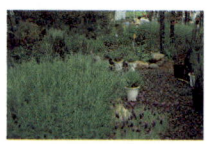

오색천에 이어지는 송어리 계곡에 자리잡고 있어 천혜의 자연환경과 잘 어우러진 허브 가든을 조성하고 있다. 국내에서 보기드물게 허브 관련 제품을 생산 취급하고 있다.

허브나라 033. 335. 2902

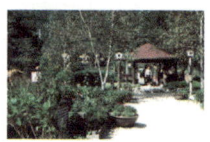

우리나라 최초의 허브 가든으로, 주변의 자연 환경과 조화를 이루고 있다. 다양한 허브 관련 제품을 취급하고 있으며, 숙박 시설도 갖추어져 있어 가족 여행지로 손색이 없다.

아로마허브동산 033. 433. 9685

허브 가든에서 각종 묘목을 생산하고 있으며, 오일을 이용한 마사지 서비스와 편안한 휴게실, 허브 찜질방, 세미나실, 방갈로를 운영하고 있다.

붉은못허브팜 064. 773. 0097

국내 최초로 허브 소품에서 화장품에 이르기까지 자가 제품을 생산, 판매하는 곳이다. 1993년부터 시작해 현재는 3만여 평의 농원에서 1천500여 종의 허브를 재배하는 허브 가든의 메카로 자리잡았다.

허브화이트가든 054. 975. 6866

아담한 허브 가든과 허브 관련 제품을 비롯하여 아로마 제품도 취급하고 있다. 중부 지방에서 처음 생긴 허브 농원으로 허브와 아로마 보급에 기여하고 있다.

허브아일랜드 031. 535. 6494

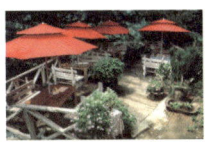

자연 속에 조성된 허브 가든과 레스토랑을 운영중이다. 향긋한 허브 가든을 둘러보고 식사도 할 수 있으며, 허브 관련 제품을 구입할 수도 있다.

허브다섯메 02. 430. 7320

국내 최대의 허브 묘목 생산지로 인정받고 있으며, 허브 도·소매를 실시하고 있다. 일요일과 공휴일은 휴무일이므로 평일과 토요일 오후 6시 이전에 방문해야 한다.

글로리아허브 033. 345. 5114

약 5만 평의 부지에 허브 가든을 조성하는 중이다. 앞으로 우리나라 최고의 허브 가든으로 자리잡겠다는 목표로 다양한 허브 제품을 선보일 예정이다.

허브아트초인 032. 613. 0349

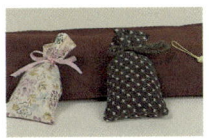

'허브가 있는 미용실'을 운영하면서 허브 아로마 제품을 취급하며, 허브를 이용한 인테리어 및 창업 상담도 겸하고 있다. 우리나라의 1세대 허브 전문가라고 할 수 있다.

허브피아 063. 433. 7675

호남 지방에서는 맨 처음 조성된 곳이며 국내에서 몇 안 되는 허브 티와 포푸리 등의 가공상품을 자체 생산하고 있다. 호남 지방의 허브 메카로 자리잡기 위해 노력하고 있다.

찾아보기

ㄱ
갈릭 117
구즈그래스 117
그레이프시드 48, 83
그레이프푸르트 28, 59, 114, 140, 143, 144, 146, 202, 205, 208, 209, 213, 215, 216
글리세린 122, 188
꿀(벌꿀) 103, 112, 113, 141

ㄴ
나스터툼 117
네로리 29, 46, 53, 83, 102, 103, 104, 109, 113, 114, 129, 133, 135, 142, 143, 156, 164, 171, 172, 175, 176, 179, 181, 183, 185, 194, 212
네틀 106, 166, 167, 168, 176, 183, 187, 197
니아울리 29, 104, 117

ㄷ
다마스커스로즈 163
달맞이꽃 오일 48, 168
당근 113
댄더라이온 187
딸기 113

ㄹ
라벤더 21, 22, 27, 29, 47, 50, 53, 59, 66, 68, 69, 72, 77, 83, 86, 88, 93, 94, 101, 102, 103, 104, 109, 111, 113, 114, 117, 122, 126, 127, 128, 129, 130, 131, 132, 133, 134, 135, 138, 139, 142, 146, 147, 148, 149, 150, 152, 153, 154, 156, 157, 158, 159, 160, 163, 164, 166, 169, 170, 171, 173, 174, 177, 178, 179, 181, 183, 186, 187, 188, 189, 193, 194, 195, 198, 202, 206, 207, 210, 212, 214, 215, 216
라임 30, 46, 185
라임 플라워 117,
라즈베리 176, 217
러비지 88,
레몬 27, 30, 46, 59, 68, 77, 83, 86, 88, 90, 91, 92, 101, 102, 104, 112, 113, 114, 117, 121, 136, 137, 141, 146, 147, 153, 169, 170, 175, 181, 185, 190, 195, 201, 203, 204, 205, 207, 208, 209, 210, 212, 214
레몬그래스 30, 46, 117, 149, 162, 192, 193, 202, 203, 217
레몬밤(멜리사) 31, 88, 117, 127, 131, 132, 166, 173, 205, 208, 211
레몬버베나 208
로만카모마일 53, 77, 83, 102, 103, 104, 106, 109, 110, 111, 113, 114, 119, 126, 127, 128, 131, 133, 138, 139, 156, 161, 164, 169, 170, 174, 175, 176, 183, 186, 206, 207
로즈 27, 31, 53, 57, 77, 83, 102, 103, 104, 106, 109, 110, 111, 114, 117, 121, 126, 131, 133, 141, 142, 143, 144, 156, 162, 163, 166, 168, 170, 171, 172, 173, 175, 176, 179, 183, 185, 188, 189, 195
로즈마리 21, 31, 66, 68, 87, 90, 91, 92, 104, 110, 111, 114, 115, 117, 118, 119, 121, 127, 128, 129, 130, 136, 137, 140, 146, 148, 149,

150, 152, 153, 154, 157, 158, 162, 163, 164, 169, 170, 175, 177, 179, 180, 189, 190, 196, 197, 198, 199, 201, 202, 204, 205, 207, 209, 210, 212, 215, 216

로즈우드　32, 47, 53, 104, 119, 140, 142

로즈핑크　185

로즈힙　49, 132, 162, 163, 185, 187, 192, 213

린덴　181, 192, 211

린덴블로섬　32

ㅁ

마로우　111, 150, 151, 178, 196

마리골드　51, 110, 117, 186, 189, 217

마조람　32, 47, 114, 136, 137, 148, 152, 153, 154, 156, 158, 162, 163, 166, 171, 173, 174, 179, 181, 207

마카데미아넛　49, 156, 164, 168, 179, 185, 188, 195, 196

만다린　33, 53, 77

머시마로우　117

머틀　33

메도우스위트　192

멜론　34, 112, 113

몰약　20, 33, 47, 65, 104,

무스크　47,

민트　70, 72, 111, 117, 140, 151

ㅂ

바이올렛　34

바질　34, 53, 104, 114, 136, 154, 162, 163, 164, 180

버베나　34,

버치　35, 50

베르가못　27, 35, 46, 59, 88, 104, 113, 114, 117, 127, 128, 129, 133, 140, 150, 151, 175, 198, 199, 201, 213, 214, 215, 216

베이　35,

베티버　36, 47, 104, 122, 156

벤조인(안식향)　36, 51, 65, 104, 122, 166

보드카　111, 193, 194, 199, 206, 214

보리지　49

복숭아　113

브랜(밀기울)　101, 103

브랜디　111

블랙페퍼　163

블루카모마일　53

비왁스(밀랍)　51, 102, 120, 121, 122, 160, 188, 195, 206

뽕잎　181, 185

ㅅ

사과비니거(사과 식초)　119, 196, 197, 198

사이프러스　36, 104, 114, 117, 137, 150, 152, 153, 157, 158, 166, 171, 172, 173, 176, 179, 191, 193, 202, 203, 213, 217

사플라워(홍화) 오일　49

샌달우드　37, 57, 68, 78, 83, 86, 94, 102, 103, 104, 114, 117, 131, 135, 138, 139, 142, 143, 144, 169, 170, 188, 195, 210

샐러드 버닛　113

서던우드　117

세서미 오일　50

세이지　117, 141, 158, 159, 176, 179, 180, 185, 186, 190, 196, 214

세인트존스워트 134, 176, 186, 194
세인트존스워트 오일 50, 139, 194
소금 72, 159
소프워트 116, 117
쇠뜨기 178, 197
스위트마조람 164, 166, 167
스위트아몬드 오일 50, 83, 102, 127, 139, 142, 144, 152, 154, 158, 172, 174, 188, 193
스위트오렌지 53, 59, 117, 133, 138, 161, 162, 164, 183, 202, 208, 209
스위트펜넬 209
스쿠알렌 51
스팅잉네틀 117
스피아민트 192, 205
시나몬 37, 46, 59, 164, 202, 203, 209, 217
시더우드 37, 47, 83, 88, 104, 111, 117, 217
시베트 47
시스터스 47, 88
시트로넬라 38, 202, 203, 206

ㅇ

아니스 59
아니시드 53
아몬드 53
아보카도 49, 50, 83, 87, 113
아이브라이트 166
아프리코트카넬 51, 188
야로 27, 106, 117, 181, 190
어니언 117
에버래스팅 88
에키나세아 161, 178, 186, 187
에틸 알코올 68, 114, 143, 179, 202, 203, 217

엘더플라워 117, 166, 167, 185, 192, 196
오렌지 27, 38, 46, 68, 177, 181, 205
오렌지 껍질(오렌지필) 111
오렌지 플라워 109, 141
오트밀(귀리가루) 101, 103, 112, 113, 190
올리브 오일 27, 50, 51, 60, 103
와일드스트로베리 187
요구르트 112, 113, 190
우롱차 163, 217
웜우드 216
위치헤이즐 117
위트점 오일 48, 51, 113, 163, 164, 168, 195, 199
유칼립투스(유칼리) 29, 38, 57, 60, 68, 72, 88, 104, 117, 136, 137, 146, 148, 150, 151, 153, 154, 165, 166, 198, 201, 202, 203, 204, 213, 214, 216
은행잎 181
일랑일랑 39, 46, 66, 83, 87, 88, 104, 114, 117, 126, 127, 128, 129, 130, 133, 134, 135, 138, 142, 143, 144, 171, 173, 174, 176, 179, 181, 183, 188, 189, 196, 197, 198, 199, 202

ㅈ

자스민 39, 46, 57, 66, 83, 104, 126, 128, 129, 140, 142, 143, 144, 171, 172, 173
저먼카모마일 127, 132, 133, 156, 161, 164, 168, 171, 173, 183, 186, 195, 208, 209
제라늄 39, 47, 83, 86, 87, 93, 102, 104, 113, 114, 117, 121, 131, 135, 138, 140, 171, 172, 173, 174, 184, 185, 188, 190, 197, 202, 203,

206, 215, 216

주니퍼베리   40, 50, 68, 78, 86, 87, 92, 94, 102, 104, 117, 140, 152, 158, 164, 172, 177, 179, 187, 190, 191, 192, 193, 210, 211, 212

진저   40, 209

ㅊ

칙위드   217

ㅋ

카르다몸   40
카모마일   22, 41, 47, 83, 86, 93, 101, 102, 104, 117, 133, 134, 147, 166, 167, 172, 185, 192
카스틸 비누   103, 117
카올린(고령토)   185, 190
카유푸트   41, 104
카이엔페퍼   216
칼렌둘라   51, 121, 160, 168
캐롯 오일   121, 185, 188, 195
캐롯시드 오일   52, 104
캠퍼   41, 104
컴푸리   117, 196, 217
코리안더   53
코코넛 오일   52, 197
코코아버터   102
콘스타치   214
크레송(물냉이)   186, 199
클라리세이지   42, 47, 96, 104, 117, 129, 133, 147, 148, 164, 171, 172, 173, 174
클로브   22, 46, 59, 68

ㅌ

타임   22, 42, 46, 68, 72, 117, 150, 151, 159, 160, 161, 167, 180, 186, 203
탄제린   42, 77
터메릭   165
티트리   43, 53, 59, 104, 117, 150, 159, 160, 186, 187, 198, 199, 202, 203, 205, 206, 217

ㅍ

파슬리   117, 196
팔마로사   43, 53, 57, 104, 188
패출리   43, 47, 57, 104, 114, 143, 144, 205
페니로열민트   216
페티그렌   44, 46
페퍼민트   44, 46, 68, 96, 104, 127, 136, 137, 139, 141, 145, 147, 148, 149, 150, 152, 158, 161, 166, 179, 180, 187, 204, 205, 206, 207, 208, 209, 210, 211, 212, 215
펜넬   104, 113, 114, 162
펜넬시드   176, 217
포트마리골드   173
프랑킨센스(유향)   20, 44, 47, 65, 83, 102, 104, 114, 127, 137, 138, 139, 166, 170, 173, 174
피넛   50

ㅎ

하이비스커스   185, 187, 209, 213
해바라기 오일   51
헤이즐넛 오일   52
호스테일   117
호호바 오일   52, 53, 77, 83, 86, 90, 91, 92,

93, 94, 96, 101, 102, 107, 118, 119, 121, 122,
127, 129, 130, 131, 133, 134, 135, 137, 139,
140, 142, 143, 144, 146, 147, 148, 149, 150,
152, 154, 156, 158, 160, 163, 169, 170, 172,
174, 176, 179, 185, 187, 188, 190, 191, 193,
195, 196, 199, 206, 207, 212

홍차 130, 132, 182, 217

히솝 45

히스 178, 185, 192

참고 문헌

조태동,『허브』, 대원사, 1998.
조태동·송진희·조철숙,『허브를 이용한 건강과 미용』, 전원문화사, 2000.

飯田隆,『Herbハーブ』, 朝日新聞社, 1987.
友田淳子,『ハーブ 美容と健康』, 誠文堂, 1992.
桐原春子,『芳香ハーブ』, 誠文堂, 1993.
永野万壽子,『花のプレゼント』, 同朋舎出版, 1994.
飯田 隆,『Herb』, 朝日新聞社, 1994.
ハーブ編集部,『HERB 選書 芳香ハーブ』, 誠文堂新光社, 1994.
―――,『HERB 選書 染色ハーブ』, 誠文堂新光社, 1994.
―――,『HERB 選書 花ハーブ』, 誠文堂新光社, 1994.
―――,『HERB 選書 料理用ハーブ』, 誠文堂新光社, 1994.
―――,『HERB 選書 藥草ハーブ』, 誠文堂新光社, 1994.
高山繪美,『香りできれいになる!』, 日本 ウオーグ社, 1994.
マギ-デイスランド,『ラベンダ-のすべて』, FRAGRANCE JOURNAL LTD., 1995.
中安一成 外,『美しくなるアロマテラピー』, 主婦と生活社, 1996.
大貫茂,『香りの花旅』, 誠文堂, 1996.
堀内昭登,『四季のハーブ』, 山梨日日新聞社, 1996.
廣田親子,『ハーブ アイテム』, NHK出版, 1996.
桐原春子,『英國のハーブと庭』, 誠文堂新光社, 1996.
Clare Maxwell-Hudson, 前田久仁子 譯,『アロマテラピマッサージ ブック』, 河出書房新社, 1997.
小松美技子,『ハーブの知識と應用』, グラフ社, 1997.
衣川湍水,『ハーブ ダイエット』, 三心堂出版社, 1998.
川口昌榮,『ハーブを樂しむ本』, 集英社, 1998.
鈴木理惠 외,『アロマテラピ Hand Book』, 池田書店, 1999.
高橋佳璃奈,『Ayurvedic Aromatherapy』, ブラス出版, 1999.
池田豊,『はじめてのアロマセラピー』, 池田書店, 1999.
澤賀津子·石田馨,『アロマセラピーのすべて』, 日本文藝社, 1999.

篠原直子,『アロマテラピーの事典』, 成美堂出版, 2000.
狩野博美,『コスモセラピー』, FRAGRANCE JOURNAL LTD., 2000.
アン マッギンダイア, 衣川湍水 譯,『姙娠と出産ハーブ醫學入門』, FRAGRANCE JOURNAL LTD.
─────,『ハーブ醫學入門』, FRAGRANCE JOURNAL LTD.

Bremness Lesley,『The Complete Book of Herbs』, America, Viking Studio Books, 1989.
Lois Vickers,『The Scented Lavender Book』, Ebury Press, 1991.
Holt's Geraldene,『Complete Book of Herbs』, America, Conran Octopus, 1993.
Tony Lord,『Gardening at Sissinghurst』, Frances Lincoln, 1995.
Anthony Gardiner,『A Garden Herbal』, The Promotional Reprint Company Ltd., 1995.
Peter McHoy,『The Practical Gardening Encyclopedia』, Abbeydale Press, 1996.
Maggie Tisserand,『Aromatherapy For Women』, Healing Arts Press, 1996.
Romy Fraser,『Make Your Own Cosmetics』, Neal's Yard Remedies, 1997.
Robert Tisserand,『Aromatherapy For Everyone』, Published by the Penguin Group, Great Britain, 1998.

부록

●●●나만의 레시피

●●●나만의 레시피

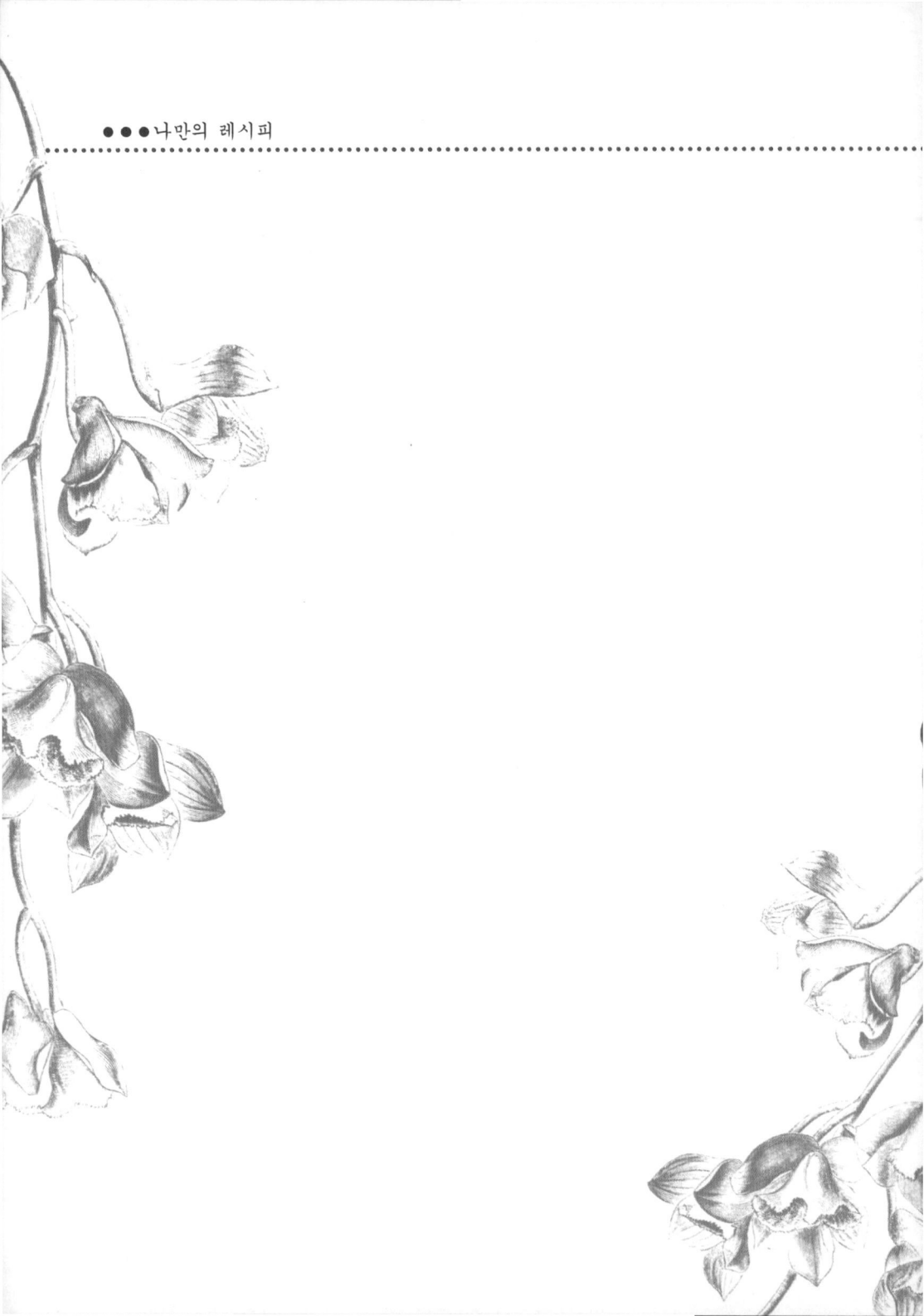